Clinical Operation Manual for Perioperative Rehabilitation
in Patients Undergoing Cardiovascular Surgery

心血管外科围术期康复
临床操作手册

主　审　刘晓程
主　编　郭　琪

天津出版传媒集团
天津科技翻译出版有限公司

图书在版编目(CIP)数据

心血管外科围术期康复临床操作手册 / 郭琪主编.
—天津：天津科技翻译出版有限公司，2020.1
ISBN 978-7-5433-3985-9

Ⅰ.①心… Ⅱ.①郭… Ⅲ.①心脏外科手术–围手术

期–康复–手册 Ⅳ.①R654.209-62

中国版本图书馆 CIP 数据核字(2019)第 246635 号

出　　版：天津科技翻译出版有限公司
出 版 人：刘子媛
地　　址：天津市南开区白堤路 244 号
邮政编码：300192
电　　话：(022)87894896
传　　真：(022)87895650
网　　址：www.tsttpc.com
印　　刷：山东临沂新华印刷物流集团有限责任公司
发　　行：全国新华书店
版本记录：710mm×1000mm　16 开本　15.25 印张　300 千字
　　　　　2020 年 1 月第 1 版　2020 年 1 月第 1 次印刷
　　　　　定价：65.00 元

(如有印装问题，可与出版社调换)

编委名单

主　审

刘晓程　泰达国际心血管病医院

主　编

郭　琪　泰达国际心血管病医院 / 上海健康医学院

副主编　（按姓氏汉语拼音排序）

陈小雨　天津医科大学

傅丽媛　天津医科大学

韩佩佩　上海健康医学院

李　井　天津医科大学朱宪彝纪念医院

刘香景　泰达国际心血管病医院

余海瑞　武汉大学中南医院

编　者　（按姓氏汉语拼音排序）

大见朋哲　日本医疗法人财团慈泉会相泽医院

侯　琳　天津医科大学

李鸿运　泰达国际心血管病医院

邵博涵　泰达国际心血管病医院

宋培玉　天津医科大学

孙置罡　泰达国际心血管病医院

王　璐　天津医科大学

杨　阳　日本医疗法人财团慈泉会相泽医院

于　幸　天津医科大学

袁　博　泰达国际心血管病医院

张伯森　泰达国际心血管病医院

张媛媛　天津医科大学

竹谷晋二　日本医疗法人财团慈泉会相泽医院

序

　　国际心脏康复的发展历史已有100多年。在发达国家,心脏康复是决定医疗质量、医疗安全、患者生存质量、有效控制医疗费用的重要环节。许多国家已经将心脏康复内容纳入国家基本医疗保险范畴。中国心脏康复事业始于20世纪80年代中期,在过去的30多年里,心脏康复从一个"监督患者安全地进行体力活动"的简单计划,逐步发展成为一个综合学科计划——以医学整体评估为基础,通过五大核心处方(药物处方、运动处方、营养处方、心理处方、戒烟处方)的联合干预,为心血管疾病患者在急性期、恢复期、维持期以及整个生命过程中提供生理、心理和社会的全面及全程管理服务和关爱。在许多心血管和康复领域的专家们的引导和积极推动下,学习和借鉴国外先进经验,结合我国实际临床特色并创新,经过10多年的摸索与经验总结,现在基本形成了一些具有中国特色的心血管疾病康复临床工作指南以及开展和推广模式。近年来,随着医保制度的完善、专业团队的建设、国民经济水平的提高,我国心脏康复的临床推广工作得到了快速的发展,但尚缺乏统一标准以及国家级医保政策的重视与支持。因此,在心脏康复的道路上我们仍然任重而道远。

　　泰达国际心血管病医院是中国首批开展心脏康复的医疗机构之一,于2014年5月联合天津医科大学开设了天津市第一家心脏康复诊疗科室,聘请留日康复医学博士郭琪教授担任科室主任,组建了全国首个专门针对心血管外科患者围术期康复诊疗的临床医疗团队。经过5年多的建设,医院先后投入600余万元购置专业设备,设立了康复治疗中心、康复评估中心、康复理疗中心、康复门诊等多个专业诊疗区域。康复团队有机地融入到了外科、内科、ICU、CCU各临床科室。

康复内容也已经纳入了我院临床路径中，为住院患者提供全员全程的康复诊疗服务。全院上下还一起学习康复理念和技能，院领导、科主任、医生、护士各团队全部参与康复临床工作，在全院人员的共同努力下，我们将外科术后平均住院日从建院初始的 11.2 天，降到了现在的 5.3 天，药占比降到 12%，其中康复团队功不可没，卫生经济学效应凸现。此外，近 5 年我院康复团队发表论文 50 余篇，其中 SCI 论文近 30 篇，用大量的科学数据证实了心脏康复的临床效果。本书的编写汇总了我院 5 年多以来的临床工作经验，愿与各方同仁们分享，以推动我国心脏康复临床工作的发展，早日实现健康中国的目标。

泰达国际心血管病医院院长

2019 年 11 月

目　录

第一章 概 述

第一节 心脏康复的定义

心脏康复,是指以医学整体评估为基础,通过五大核心处方[药物处方、运动处方、营养处方、心理处方(含睡眠管理),以及患者教育(危险因素管理和戒烟)]的联合干预,为心血管疾病患者在急性期、恢复期、维持期以及整个生命过程中提供的生理、心理和社会的全面和全程管理服务和关爱。依据每个患者心血管疾病的病情,心脏康复旨在:①校正生理及精神上的失调状况,帮助患者尽早回归社会;②减少猝死率、再发病率和再入院率,校正动脉粥样硬化性心血管疾病(ASCVD)的危险因素,抑制或逆转动脉粥样硬化过程;③提高生活质量(QOL),改善社会心理状况,通过二次预防实现生命预后的全面改善。因此,心脏康复是一个全面、综合、长期的医疗过程,而且需要指导与帮助患者养成健康的生活习惯,进而构建一种科学的健康管理方式。

心脏康复,大体上分为3个时期:急性期(以生命安全和回归正常日常生活为目标,发病后的4~7天)、恢复期(以复职和回归社会为目标,发病后1周至6个月)和维持期(以健康生活习惯养成、危险因素控制和健康管理方式构建为目标,发病后6个月持续至整个生涯)。

第二节 心脏康复的意义

一、对患者的意义

心脏康复是一个全面、全程的团队医疗作业过程。通过五大处方——药物处方、运动处方、营养处方、心理处方(含睡眠管理)、患者教育(危险因素管理和戒烟)的联合应用,为心血管疾病患者在急性期、恢复期、维持期,以及整个生命过程提供心理、生理和社会等多方面、长期综合的管理服务和关爱。有效地减少猝死率、再发病率、再入院率,提高运动耐量和肌肉功能,改善心功能和肺功能,控制危险因素,改善自主神经功能,改善末梢循环,改善炎症指标,解除焦虑、抑郁等心理压力,提高QOL,提高社会回归率和复职率,全面改善生命预后。

二、对医生的意义

目前,传统意义上的医疗分为预防、治疗和康复三类。而狭义上的临床医学主要指的是住院和门诊的治疗,其目的主要在于延长生命。心脏康复的目的主要在于生命预后的改善。心脏康复,将从根本上扭转单纯生物医学的模式,弥合公共卫生、预防医学、临床医学之间的裂痕,实现生命的长度和质量双重改善的目标,使得医师更加全面地参与整个医疗工作的始终,完成对患者从生理到心理、从生物医学到社会医学的多方面全程化和综合性的服务和关爱;使医疗行为的主体——医师和患者共同主导和参与整个医疗过程,双方主动、有效互动,更好地诠释了对生命意义的尊重。

三、对改进医疗服务的意义

心脏康复是一个长期的、全面的、多学科合作的医疗过程。药物处方对运动疗法的影响,对营养处方的影响,对心理的影响,以及药物之间的相互作用,都是心脏康复中需要注意的事项。这就要求药物选择、药物配伍、药物剂量调整,以及新药改进和创新等更加科学有效且成本合理,从而完善心血管疾病患者的药物处方,管理好临床用药的有效性、安全性和依从性,控制好 ASCVD 的危险因素,实现康复目标。心脏康复的五大处方,需要更多创新型的康复设备为全程化的心脏康复过程提供有力支持。这些创新设备包括远程可移动医疗监护设备、微量采血即时检验设备、食物营养成分测定及控制设备、有氧运动及抗阻运动设备、理疗设备、心理干预的智能化操作系统以及健康数据管理的大数据、云平台等。中国心脏康复工作的广泛开展,迫切需求更多创新型心血管疾病康复设备的涌现。

四、对社会的意义

1. 人口老龄化的需求 中国正快速进入老龄化社会,据 2010 年全国第六次人口普查显示:65 岁以上的老龄人口数达 1.78 亿(13.26%),预计到 2050 年,将超过 4 亿人(>30%)。由于老年人是心血管疾病的主体人群,随着人口老龄化的加剧,预计到 2030 年,心血管相关疾病的比重将超过 50%。老年心血管疾病逐年增长的现状与未来,使心脏康复的需求日益加大。

2. 心血管疾病患病现状的需求 随着中国经济的高速发展,人们的生活方式发生了巨大变化。高脂、高热量的欧美化饮食结构、快节奏、高强度的生存竞争压力、久坐上网、以车代步缺少运动的生活方式等,使中国心血管疾病的患病率持续上升。全国心血管疾病患者约 2.3 亿,即每 5 个成年人中就有 1 人患心血管疾病。庞大和持续上升的患病数量,使心血管疾病预防和心血管疾病康复的需求更加紧迫。

3. 心血管疾病治疗现状的需求 尽管我国心血管疾病的治疗技术已达到国际先进水平,但诸如经皮冠状动脉介入治疗（PCI）、埋藏式心律转复除颤器

（ICD）、心脏再同步化治疗（CRT）等治疗措施并未使心血管疾病的死亡率显著下降，也没有明显降低心血管疾病的复发率和急性心血管事件。例如，冠心病患者经过手术治疗和药物治疗，出院 6 个月内的死亡和再住院率达 25%，4 年累计死亡率高达 22.6%。心脏康复将从根本上扭转单纯生物医学模式，从心理、生物和社会多方面为患者提供长期综合的管理服务和关爱。

五、对医疗保险的意义

1. 新医改政策的需求 在美国等发达国家支架置入数量逐年递减 11% 的状况下，我国每年的支架数量却逐年快速递增（30%）。有限的医疗卫生资源主要用于心脏事件后的急诊救治与手术，再入院，以及反复介入治疗，这导致医疗资源的巨大浪费以及患者对医疗结果的困惑与不满。鉴于此，新医改要求：加快发展社会办医，促进健康服务产业的发展；鼓励外资和社会资本直接投向康复医院、老年病医院等资源稀缺和满足多元需求的服务领域。这使得心脏康复领域成为资本投资、解决医疗资源过度浪费和建立良好医患沟通关系的热点。

2. 减少医疗保险负担 德国和日本的经验告诉我们，心脏康复能够大大提高心血管疾病患者的社会回归率、再就业后的医疗保险费用支付和新的社会产值的创造。这不仅能够减少政府因患者失业带来的财政支出，还可通过再就业续接上医保费用，减少医疗保险负担。虽然短期内由于心脏康复费用的支出，提高了费用投入，但从长期来看，随着疾病复发率下降、急性事件减少、再入院率下降和反复介入或手术费用的减少，使费用 / 效用比显著改善，医疗经济效果会出现极大提高。

第三节　心脏康复的国内外发展现状

一、国外心脏康复发展现状

国际心脏康复的发展历史已有 200 年，经历了由否定、质疑到普遍接受并大力推广的过程。目前，美国、英国以及日本等国家的心脏康复已日臻成熟，拥有完善的指南、成熟的模式和配套的立法与医疗保险体系支持。通过对心脏康复模式的全面考察了解到，美国是以市场为主导，国家部分支持的模式；英国主要是以康复中心和社区项目互相结合的模式；日本是以康复门诊带动家庭的模式。例如，美国医保全面覆盖院内的 I 期康复，所以美国的 I 期康复发展得比较成熟。在 ICU 病房可以看到以医生为核心的包括康复治疗师、呼吸治疗师、心理咨询师、护士在内的康复小团队。早晨交班时一起查房，医生先与康复治疗师讨论患者一天的康复治疗方案，在此期间呼吸治疗师、心理咨询师有问题可以和医生一起讨论,一起制订好方案后将医嘱下达给护士,护士再结合小组讨论记录将具体的执行方案写明反馈给医生审核,医生确认无误后签字执行,这形成了一个很好的闭环模式。英国是在学会引导下整个国家一起做,患者在类似三甲医院这样的大医院治疗出院后会直接转接到社区,社区采取心脏康复俱乐部的形式来进行,患者之间可以互动交流,项目亲民,易接受,并且可以医保报销,医保或商保一般覆盖社区 1~3 个月的康复项目。日本的模式是以心脏康复门诊为主体,患者在大、小医院都可以接受到康复门诊的定期随诊,在门诊开具的康复处方的指导下自行进行家庭康复训练,这是整个东南亚比较盛行的模式。发达国家心脏康复的蓬勃发展,使得心血管疾病的发生率、死亡率、再入院率明显下降,患者的生活质量、生存率和社会复职回归率显著提高。在发达国家,心脏康复已经成为决定医疗质量、医疗安全、患者生存质量和有效控制医疗费用的重要环节。欧洲心脏病学会、美国心脏协会和美国心脏病学会,均将心脏康复列为心血管疾病治疗中最高级别 I 级推荐。

二、我国心脏康复发展现状

在我国,虽然心脏康复引入已有 30 多年,但我国心脏康复实践目前还处于起步阶段,与国际先进水平还有较大差距。我国与发达国家心脏康复开展情况存在差距的原因是多方面的。首先是医保制度不健全。在心脏康复开展得最出色的国家中,德国和日本的心脏康复在医保支付范畴内,而在美国,多数私人保险也支持心脏康复费用的报销。而我国医保缺乏对心脏康复的支持,从事心脏康复工作的医师回报低微,而患者则面临康复治疗费用难以承受的问题。其次,国内缺乏完整的团队与完备的设备。一个完整的心脏康复团队应该包括心血管专科医生、专科护士、临床药师、物理治疗师、营养师、心理治疗师、运动治疗师、职业治疗师、志愿者或义工以及患者家属,必备的康复设备包括评估设备(运动负荷心电图或运动心肺仪)、监护设备(运动心电监护系统)、运动训练设备和常规急救设备。在我国,康复团队的概念很容易被忽视,一般仅由心内科医生、护士和物理治疗师组成简单的团队,一人承担多个角色,为患者提供多方面指导,工作量较大,难免出现指导意见不够专业的情况。最后,医生有据不依。关于心脏康复,国内针对心脏康复的每个具体处方都制订了专家共识,但现在很多医生在执行心脏康复时,未能遵循指南进而出现临床实践与指南分离的局面。

近几年,我国的心脏康复在胡大一、励建安等知名心血管和康复领域专家们的引导和积极推动下,学习和借鉴国外先进经验,同时结合我国临床实际特色并创新,经过了十多年的摸索与经验总结,目前已经形成了一整套具有中国特色的心血管疾病康复临床工作指南和开展与推广模式。近年来,伴随着国民经济生活水平与对医疗服务要求的提高,以及医改工作的推进,我国心脏康复的临床推广工作得到了快速的发展,全国开展心脏康复的医疗机构也从3年前的不足10家("泰心"医院为其中之一),发展到了现在的300多家。

三、"泰心"康复医学科的发展现状

2014年5月,泰达国际心血管病医院(简称"泰心"医院)和天津医科大学联合开设了天津市第一家心脏康复诊疗科室,我们聘请留日康复医学博士郭琪教授担任科室主任,组建了当时全国首个专门针对心血管疾病患者围术期康复诊疗的临床医疗团队。经过5年多的发展建设,医院先后投入600余万元购置专用设备,组建了一支由1名专职康复医生,4名康复治疗师,1名专职康复护士以及9名硕博士研究生组成的集临床、科研、教学三位一体的工作团队,设立了康复治疗中心、康复评估中心、康复理疗中心、康复门诊等多个专用诊疗区域(见图1-3-1)。

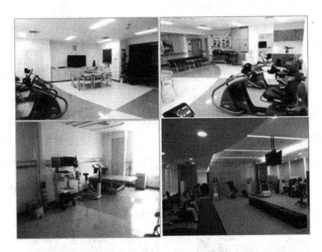

图1-3-1 病房、理疗中心、评估室、治疗中心

目前我院已经全面开展了心脏康复三期临床诊疗工作。其中一期(急性期)康复工作已经覆盖了我院心外科全部住院患者,在住院期间实施全程康复,包括手术前的全面康复评估与治疗、ICU重症康复、术后整体康复训练。同时,借助日本专家的帮助,也开展了针对内科CCU及普通病房心肌梗死和心力衰竭的急性期康复。通过康复治疗明显提高了患者的自理能力,缩短了住院时间,极大提高了患者的住院满意度。

从去年开始，我科设置了总面积超过300平米的心脏康复门诊中心（见图1-3-2和图1-3-3），针对内外科出院患者以及门诊和亚健康患者，开展二期（恢复期）心脏康复工作，主要覆盖病种为高血压、冠心病（已行手术治疗或非手术治疗患者）、慢性心力衰竭、心律失常、肥胖、吸烟、慢性疼痛（例如颈肩腰腿痛疼）、失眠等。心脏康复门诊可为患者提供药物、运动、物理因子治疗、危险因素控制等多方面的治疗以及指导，提高生活质量，预防疾病复发，减少再入院率和死亡率。

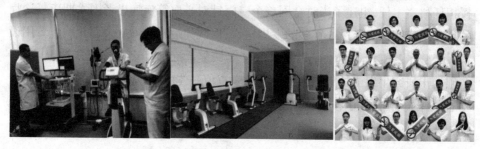

图1-3-2　心脏康复门诊　　　　　　　　图1-3-3　"泰心"戒烟宣教图

此外，我科和我院网络医疗部联合开展了三期（维持期）心脏康复工作，积极推进医联体网络服务平台，落实社区康复、家庭康复，使患者能够得到长期、方便、快捷的医疗服务。

我科年均为外科心脏患者提供康复治疗超过1000人次。截至目前为止，康复医学科的所有诊疗项目全部免费为患者服务。虽然康复医学科为我院新成立的科室，但是在院领导的支持下，在全科人员的共同努力下，从无到有，由简单到完善，我们用5年的时间步入正轨，得到了患者的表扬、医院的满意，为我院创造了很好的社会效益与经济效益（见图1-3-4）。

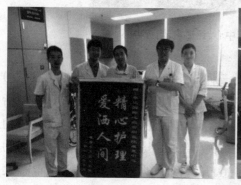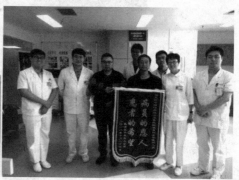

图1-3-4　患者所送锦旗

经过 5 年的发展建设,"泰心"医院的心脏康复综合实力在全国 500 多家心脏康复机构中位于前 5 名,是全国心脏康复培训基地,目前已为我国培养了多批心脏康复领域的骨干人才(见图 1-3-5)。

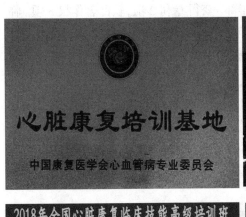
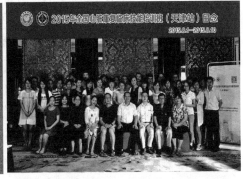
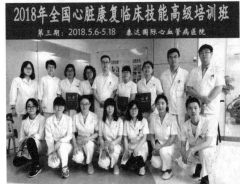
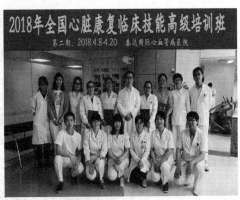
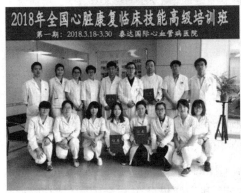
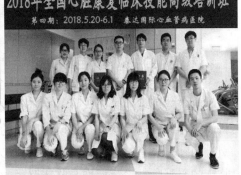

图 1-3-5 心脏康复培训基地及培训班合影

在进行临床工作的同时，康复科还注重临床数据的收集和经验的总结，在科研方面取得了一定的成果。自建科以来，团队承担了包括天津市科委重大项目在内的 5 项(省部级 3 项，局级 2 项)课题研究，通过临床数据的分析总结，发表了相关论文 30 余篇，其中 SCI 论文 17 篇，合计影响因子超过 60 分。出版著作 15 部，其中主译 2 部，副主编十三五教材 1 部，参编临床指南 3 部，十二五规划教材 4 部，英文原著 1 部，中文原著 1 部。获得专利 2 项，软件著作权 3 项。临床引进应用新技术填补空白项目 3 项，科技成果登记 2 项。科室员工在国内外 20 余个学术团体兼职理事、副主委、常委等职务，在国内外大会进行主题发言共计百余场。

　　我们的研究成果为我国第一部临床心脏康复指南的建立，天津市脏器康复医保收费标准，以及标准化脏器康复临床路径的制订提供了理论依据。同时，"泰心"康复科主任作为主任委员，参与并成立了"天津市康复医学会心血管病委员会"(见图 1-3-6)。

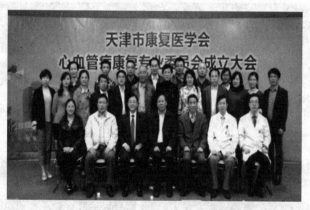

图 1-3-6　天津市康复医学会心血管病委员会成立合影

　　自科室成立以来，累计在天津主持召开了 4 次国际心脏康复研讨会（见图 1-3-7)、十余次临床培训班。我院作为全国心脏康复培训基地，为我国培养了多批心脏康复领域的骨干人才。奠定了我院在全国心血管疾病康复领域的学术与科研工作的领先地位。在刘晓程院长的带领下，我科致力于以科研为基础，不断引进国际先进康复理念与技术，进行临床工作的尝试与推广，力争创建符合我国临床的心脏康复诊疗标准与临床路径。在此，我们愿借此书与全国同仁们进行交流分享。

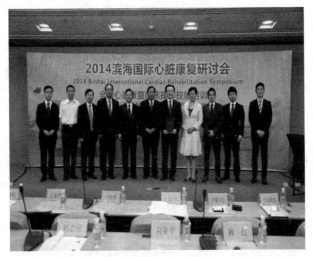

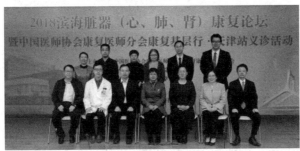

图 1-3-7　心脏康复研讨会留影

参考文献

[1]胡大一.中国心血管疾病康复/二级预防指南(2015 版).北京:北京科学技术出版社,2015.

[2]胡大一.中国心血管疾病康复/二级预防指南(2018 版).北京:北京科学技术出版社,2018.

[3]李海霞,秀洋,李军,等.国内外心脏康复发展模式及展望.中国心血管病研究所,2016;14
　　(10):865-867.

第二章　心外科围术期康复临床路径

临床路径是医生、护士及其他相关专业人员，针对某一疾病建立的一套程序化、标准化的诊疗模式，是以时间为横轴、诊疗项目为纵轴的表单。临床路径把患者诊疗过程中的内容详细化、规范化、程序化，是一种临床诊疗的综合模式。它是以循证医学证据及指南为指导，促进疾病诊疗和疾病管理的方法，适用于多学科多部门具体操作。其对象是针对某个国际疾病分类编码（ICD）对应的疾病，建立一套标准化诊疗模式，针对特定疾病的诊疗流程，注重疾病治疗过程中各学科间的协同性，注重治疗的结果，注重时间性。临床路径实施的最终目的是：达到规范临床诊疗行为，减少康复延迟及医疗资源浪费，降低医疗成本，保证医疗质量和医疗安全，使患者获得最佳的医疗护理服务。

目前，国内尚未制订出较为完善的心外科围术期的康复临床路径。鉴于心脏康复还存在着依从性、参与度不足等问题的现状，除了改进康复设备和方法外，建立和完善一套具有中国特色的心脏康复临床路径尤为重要。为此，我们根据国家健康委员会《临床路径管理指导原则》要求，结合心外科住院患者的疾病、康复评定、康复治疗、康复护理、康复教育等，全方位制订了心外科围术期的康复临床路径以供大家参考（见表2-1、图2-1）。

表2-1　心外科围术期康复临床路径

时间	内容	活动时间	活动场所	备注
入院后第72h内	康复综合评定：入院后康复综合评定，包括：体适能、心肺适能、呼吸肌肌力评估、营养状态评估、尼古丁依赖程度评定、心理状态评定等			
术前	运动疗法：包括呼吸训练、耐力训练等	2次/日	普通病房/康复活动中心	心电监护下

（待续）

表 2-1 （续）

时间	内容	活动时间	活动场所	备注
术日	1. 肺部听诊,了解患者胸部 X 线片情况 2. 术后 4h 内吸痰,了解患者痰液性状、量及对氧饱和度的影响 3. 病情稳定后,每 2 小时帮助患者进行 90°左右翻身,结合肺部听诊给予体疗仪治疗 5~10min 及手法辅助排痰 5~10min 4. 机械通气患者抬高床头 30°以上,保持四肢功能位 5. 拔除气管插管后帮助患者升高床头坐起,指导患者活动四肢、抬臀、翻身等动作	2~3 次/日	ICU	心电监护下
术后第 1 天	1. 第一步:升高床头坐起,指导患者活动四肢、抬臀、翻身等动作,可在医护人员协助下尝试坐起 15~30min 2. 第二步:完全坐起 30~60min,自己进餐,自己在床上擦脸、洗手及使用便盆 3. 评估患者精神心理状态,轻度焦虑抑郁的治疗以运动康复为主,明显焦虑抑郁给予药物治疗 4. 评估患者睡眠状态及影响因素。解决患者心理问题,适当镇痛;尽早使用镇静安眠药物,要短程、足量、足疗程,必要时联合用药,每种药都尽量使用最低有效剂量	3~5 次/日	ICU	心电监护下
术后第 2 天	1. 第一步:患者在床边晃动双脚,持续较短时间(<15min),可在医护人员帮助下床旁站立 2~3min 2. 第二步:患者可在医护人员帮助下坐床旁轮椅 30min, 在医护人员协助下站立踏步 20~30 步 3. 转入病房:①协助患者坐起,评估生命体征;②双腿下垂,交替抬起伸直;③协助站立,无异常可行走,询问患者感受,气促时站立做深呼吸;④返回后测生命体征,如血压下降、心率加快、气急等报告医生调整方案;⑤与患者沟通训练结果,强调不能独立行走	2~3 次/日	ICU 或病房	心电监护下

（待续）

表 2-1 （续）

时间	内容	活动时间	活动场所	备注
术后第 3 天	目标:行走 100 米 1. 评估生命体征 2. 行走前下肢锻炼:双手扶餐桌,踮脚尖,下蹲各 10 次。观察患者的反应 3. 行走 100 米,中途可做深呼吸 4. 返回后测量生命体征。如出现:血压下降、心率加快、气急等及时报告医生调整方案 5. 与患者沟通训练效果,告知患者不能独立行走,预防跌倒	2 次/日	病房	心电监护下
术后第 4 天	目标:能独立步行 200 米 1. 方案同第 3 天 2. 做初步出院计划,根据患者风险因素指导其改善不良生活习惯	2 次/日	病房走廊	心电监护下
术后第 5 天	目标:能独立步行 300 米 1. 方案同第 3 天	2 次/日	病房走廊	
术后第 6 天	1. 出院评估:6 分钟步行能力测试/CPX。肺功能评估 2. 回家需要爬楼梯者,试走一层楼梯,或独立行走 400 米		病房走廊/活动室	
术后第 7 天	出院宣教:冠心病的二级预防;回家后的运动处方;突发心脏事件的处理;术后的注意事项		活动室	

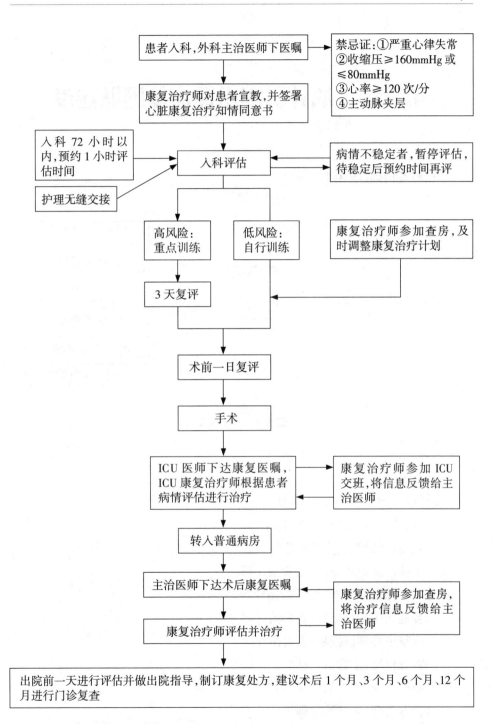

图 2-1　心外科围术期心脏康复流程图

13

第三章　心外科围术期康复团队建设

一、科室构架(图 3-1)

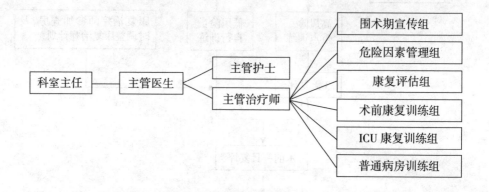

图 3-1　科室构架

二、质量控制

1. 质量控制监督员:科室主任。

2. 各模块质量控制员:主管医生。

(1)康复评估模块:主管治疗师。

(2)术前康复训练模块:主管治疗师。

(3) ICU 康复训练模块:主管治疗师。

(4)普通病房训练模块:主管治疗师。

(5)康复中心训练模块:主管治疗师。

(6)宣教模块:主管治疗师。

(7)心理干预:主管治疗师。

(8)营养管理:主管治疗师。

(9)危险因素管理:主管治疗师。

(10)门诊康复模块:主管医生。

三、人员职责

1. 主管医师　负责推荐患者、风险评估、运动处方制订、管理患者和紧急事件急救，并负责康复团队管理。

2. 主管护士　负责接待患者和医疗急救措施的执行。

3. 主管治疗师　健康教育、康复随访，参与制订康复方案，指导患者具体康复方案的执行。

第四章 术前康复评估

第一节 术前康复评估的目的与意义

心脏康复的主要目的有两个：一是降低再发心血管事件和心肌梗死风险,减少反复住院和不必要的血运重建；二是让患者恢复最佳的体力、精神状态及社会功能。为了实现上述目标,需要了解会影响患者的近远期预后的相关因素以及会影响患者生活质量的相关因素。这一了解的过程就是心脏康复评估的过程,应从首次接触患者开始,贯穿心脏康复的全过程,是心脏康复中的重要环节。此外,外科手术属于有创治疗方式,可能会导致患者的身体功能逐渐恶化,甚至会使得重要器官出现衰竭；术前康复评估的结果,也将是患者术后康复目标的起点。

心脏康复的评估包括生物学病史、生活习惯、危险因素、心血管功能和运动风险等。通过评估,我们可以了解患者的整体状态、危险分层以及会影响其治疗效果和预后的各种因素,从而为患者制订急性期和恢复期最优的治疗策略,实现全面、全程的医学管理服务和关爱。

生物学病史评估的目的：了解患者全身状态和可能会对预后造成影响的治疗情况以及影响活动的各种因素,进而给予针对性处理。

危险因素评估的目的：了解患者存在的影响预后的因素,包括肥胖、高血糖、高血压、高血脂、吸烟、不健康饮食和精神心理状态(包括睡眠),进而给予针对性预防和治疗。

心血管功能和运动风险评估的目的：通过评估了解患者的心血管功能以及运动过程中存在的心血管风险 (运动中心功能的情况、心肌缺血、恶性心律失常)、心肺运动耐力、肌肉力量和肌肉耐力、柔韧性、平衡性。了解患者的心功能和运动中的心血管风险,评估危险分层、疾病预后和治疗效果,为制订安全有效的运动处方提供依据。

心脏康复评估是心脏康复实施的前提和效果保证,其中器械操作部分需要由医生执行,徒手操作部分可以由心血管护理经验较为丰富的护士接受一定培训后执行。心脏康复是全程、全面的医学管理,其有效实施依赖于医护人员的共同参与和配合,护士在心脏康复中有望发挥非常重要的作用。

第二节　签署心脏康复知情同意书

心脏康复评估中必不可少的内容是身体适能评估和心肺适能评估,心脏康复项目中必不可少的是运动治疗,这可能会诱发心脏病。尽管这种不良事件的发生率极低,在我院自心脏康复工作开展以来,也从未发生过类似不良事件;但据报道,进行高强度运动治疗时,每115 000名CAD患者每小时就有1例心脏停搏事件的发生,换言之,若某医疗机构每天有10名患者,进行每周5次每次30分钟的运动治疗时,每92年会有1次心脏事件发生。因此,医务人员要明白,心脏康复相关的不良事件发生概率绝非为0。因此在心脏康复开展前,需要患者签署心脏康复知情同意书。

此外,心脏康复前获取参与者的知情同意书是重要的伦理和法律问题。虽然知情同意书的内容和形式不同,但必须包含足够的信息,以确保参与者了解并理解心脏康复的目的和伴随的风险。治疗师应对知情同意书给予语言上的解释,并向患者说明可以对心脏康复过程提出问题以便从知情同意书中获得更多的信息。在知情同意书的相应位置应注明参与者的特殊问题和相关责任。在知情同意书中必须指出参与者可以随时退出测试。如果参与者是未成年人,要由其父母或监护人签署知情同意书。通过权威机构的检查(如医院的风险管理机构、伦理委员会和法律顾问)来决定参与者可接受的知情同意书的内容是否合理。同时,我们也应该遵循1996年医疗保险通用性和责任法案(HPA)中描述的原则、尽最大努力保护患者健康信息方面的隐私。在得到地方法律审议同意前不得采用其他形式的知情同意书。

第三节　生物学病史评估

一、病史采集

病史是患者健康及疾病状况的概览,反映个体化的疾病进展过程。病史采集具有重要意义。值得一提的是,心脏康复医师需特别关注有可能影响患者运动表现的疾病,如呼吸系统疾病、骨骼肌肉疾病及神经系统疾病等。

心脏康复患者的病史应主要包括以下内容。

(一)患者的基本信息

包括姓名、性别、年龄、婚姻、职业、工作单位、通讯地址、电话(座机和手机)、电子邮箱、即时通讯地址、记录日期等,尽可能多地保存能够与患者取得联系的方式,以便后续开展随访工作。

（二）主诉及现病史

心血管疾病症状，包括心绞痛、气促、心悸、与运动相关的症状、大致的日常活动耐受情况、NYHA 心功能分级和 CCS 心绞痛分级；了解患者目前的治疗情况，一般是指用药情况。

（三）既往史

包括：高血压、糖尿病等心血管疾病危险因素的病史，慢性阻塞性肺疾病（COPD）等影响通气功能的呼吸系统疾病病史，外伤及手术史，运动系统及神经系统疾病史，以及上述疾病的治疗史（尤其是心脏相关手术的治疗）及恢复情况等。

（四）个人史

1. 吸烟及饮酒情况　嗜烟程度(年,支／天)，是否已戒烟；饮酒年数、饮酒类型、饮酒量(乙醇,克／天)，是否已戒酒。

2. 运动史　有无运动习惯,包括具体的运动方式、运动强度、运动频率以及每次的运动时间，以便为患者在制订运动处方中的运动方式和运动强度时提供参考。

3. 饮食及营养情况　饮食结构,饮食偏好(嗜盐、嗜油、喜甜食、素食等)。

4. 睡眠情况　睡眠质量、有无睡眠障碍(入睡困难、多梦易醒等)及有无鼾症。

5. 其他个人史　如居住地(本地、外地,离康复中心的距离)。

（五）社会心理问题

是否存在较高的心理压力,以及对日常生活及社会问题的表现或行为(如易怒、抑郁、焦虑、敌意或孤独)。

（六）治疗依从性

询问患者对既往医嘱的依从性情况。

二、体格检查

体格检查应由心脏康复医师在首诊时完成。全面体格检查包括一般检查、头、颈、胸、腹、脊柱、四肢和神经系统等检查。心脏康复医师应全面掌握一般体格检查,重点关注循环系统和呼吸系统的体格检查,也要重视神经、骨骼、肌肉的功能状态。

一般体格检查是对患者全身状态的概括性观察。检查内容包括：生命体征(体温、呼吸、脉搏、血压),发育与体型,营养状态,意识状态,面容表情,体位姿势和步态。心脏康复医师应能通过一般体格检查初筛危急重症患者。治疗过程中,关注患者一般情况，及时发现病情变化，对急重症患者，一经发现，予以必要的处理措施后，及时转诊，以免延误病情。对于病情稳定的患者，其脉搏、血压、营养状态等一般体格检查结果是制订康复治疗方案的重要参考指标。

循环系统及呼吸系统的体格检查应规范完成视、触、叩、听四步骤检查，检查重点如下。

气管是否居中，胸廓外观是否正常，是否存在皮损、静脉曲张，皮下有无气肿，肋间隙有无增宽、有无膨隆、吸气时有无回缩，呼吸运动是否对称，呼吸节律有无异常。

双肺呼吸音是否均匀对称，有无异常呼吸音、有无干湿啰音、有无胸膜摩擦音。

心脏检查须特别注意心界大小、有无心动过缓或过速、有无节律异常、有无脉搏短绌、心音是否正常、有无额外心音、各瓣膜区有无杂音、有无心包摩擦音。

有无血管杂音，如颈动脉、腹主动脉、股动脉等动脉杂音。颜面部及下肢有无水肿，糖尿病患者下肢有无皮损。

另外，应检查四肢关节活动情况，发现可能限制运动的阳性体征。

三、实验室检查

常规实验室检查结果可提供客观数据，帮助心脏康复医师正确、全面地掌握患者病情。合理选择实验室检查项目有助于明确诊断、制订康复治疗方案以及后续观察治疗效果。常规实验室检查包括血脂、血糖以及肝、肾功能，并应根据患者的具体情况合理选择其他检查项目，如口服葡萄糖耐量试验（OGTT），甲状腺功能，心肌损伤标志物（肌钙蛋白、肌酸激酶同工酶），B 型利钠肽（BNP）或氨基末端 B 型利钠肽前体（NT-proBNP），电解质和凝血功能等。

（一）血脂

血脂异常是 ASCVD 的重要危险因素，主要有高胆固醇血症、高三酰甘油血症、低高密度脂蛋白血症和混合型高脂血症 4 种类型。临床上高血脂、高密度脂蛋白胆固醇的基本检测项目为：总胆固醇（TC）、三酰甘油（TG）、高密度脂蛋白胆固醇（HDL-C）和低密度脂蛋白胆固醇（LDL-C）。心脏康复患者均需接受心血管危险性评估，并且应常规接受血脂检测。

血脂异常的干预方式的选择主要取决于基线胆固醇水平及其心血管危险分层（表 4-3-1）。低、中危患者以生活方式干预为主要措施。经过 2~3 个月的生活方式治疗其 LDL-C 仍不能达标者，可考虑药物治疗（表 4-3-2）；对于无

ASCVD,但心血管危险分层为高危的患者,应在强化生活方式干预的同时,积极启动他汀类药物治疗。

表 4-3-1 血脂异常危险分层方案

临床疾病和(或)危险因素	TC 5.18 ~ 6.9mmol/L 或 LDL-C 3.37 ~ 4.12mmol/L	TC >6.22mmol/L 或 LDL-C ≥4.14mmol/L
无高血压且其他危险因素<3 个	低危	低危
高血压或其他危险因素≥3 个	低危	中危
高血压且其他危险因素≥1 个	中危	高危
冠心病及其等危症	高危	高危
急性冠脉综合证或冠心病合并糖尿病	极高危	极高危

注:1.其他危险因素包括年龄(男≥45 岁,女≥55 岁),吸烟,低高密度脂蛋白胆固醇血症、肥胖和早发缺血性心血管病家族史;2.冠心病等危症包括糖尿病、缺血性卒中、周围动脉疾病、腹主动脉瘤和症状性颈动脉病。

表 4-3-2 他汀类药物降胆固醇治疗的目标值

临床疾病和(或)危险因素	目标 LDL-C 水平 /(mmol/L)
ASCVD	<1.8
糖尿病+高血压或其他危险因素 *	<1.8
糖尿病	<2.6
高血压+1 项其他危险因素 *	<2.6
高血压或 3 项其他危险因素 *	<3.4

注:* 其他危险因素包括:年龄(男≥45 岁,女≥55 岁),吸烟,低高密度脂蛋白胆固醇血症,肥胖,早发缺血性心血管病家族史。

(二)血糖

糖尿病与心血管疾病关系密切。2006 年的"中国心脏调查"发现,慢性稳定型心绞痛和急性冠脉综合征的住院患者中,80%存在不同程度的糖代谢异常。中国医院门诊的高血压患者中,糖尿病的患病率为 24.3%。中华医学会糖尿病学分会慢性并发症调查组报告显示:1991—2000 年部分三甲医院住院的 2 型糖尿患者合并高血压者占 34.2%,合并其他心血管疾病者占 17.1%。荟萃分析表明:对于糖化血红蛋白(HbA1c)在 5% 以上的患者,HbA1c 每增加 1%,心血管事件的发生风险增加 21%。因此,心脏康复医师应关注血糖及血糖相关指标。首诊时应常规检查空腹血糖,糖尿病高危人群或普通人群空腹血糖升高者,应完成 OGTT、胰岛素释放实验、糖化血红蛋白检查及尿常规检查,根据结果明确诊断并制订进一步治疗方案。

具有下列任何 1 个及 1 个以上危险因素的成年人,可被定义为糖尿病高危人群。

1. 有血糖调节受损史。

2. 年龄 >40 岁。

3. 超重(BMI≥24kg/m²)或肥胖(BMI≥28kg/m²)和(或)向心性肥胖(男性腰围≥90cm,女性腰围≥85cm)。

4. 2 型糖尿病患者的一级亲属。

5. 高血压[血压≥140/90mmHg(1 mmHg=0.133 kPa)],或正在接受降压治疗。

6. 血脂异常[HDL-C≤0.91 mmol/L(35 mg/dL)或 TG≥2.26 mmol/L(200 mg/dL)],或正在接受调脂治疗。

7. ASCAD 患者。

8. 其他　静坐的生活方式;有巨大儿(出生体质量 >4kg)生产史,妊娠期糖尿病史;有一过性类固醇诱导性糖尿病病史者;多囊卵巢综合征患者:严重精神病和(或)长期接受抗抑郁症药物治疗的患者。

(三)肝肾功能

作为常规生化检查项目,肝肾功能检查应覆盖所有心血管病或具有心血管病发病风险的人群,因为治疗心血管疾病的药物大多经肝脏或者肾脏代谢。如果肝肾功能不全,服用的药物一方面可能加重肝脏或肾脏的负担,有的药物甚至对肝肾功能有损害;另一方面肝肾功能下降可能会导致心血管药物的排泄降低,在体内蓄积增多,药物浓度相对增加,造成机体对药物的反应性增加。如与肝肾功能正常的患者相比,相同的药物剂量可能导致肝肾功能不全患者血压、血糖下降幅度更大。因此,建议心脏康复患者须定期检测肝肾功能。

(四)肺功能

肺的主要功能是通气和换气,从外界吸入氧气和排除肺内的二氧化碳。临床上所指的肺功能检查一般是指肺的通气功能和换气功能检查。心外科手术患者,病情较为复杂,术前肺通气功能障碍的发生率较高,不利于手术的顺利实施。而且,在评估心脏外科手术患者预后状况的指标中,肺通气功能障碍是导致患者预后不佳的主要危险因素。根据我国肺功能检查指南,目前肺通气障碍的评定主要由 FEV1 占预计值的%进行评估(见表 4-3-3)。临床调查发现,心脏外科患者术前通气功能障碍的发生率约为 40%,多为轻度通气障碍和中度通气障碍。肺通气障碍程度增加的患者心脏外科术后风险显著升高。有研究表明,术前通气障碍程度较高的患者,术后并发症发生率升高约 2.8 倍,病死率升高约 4.5 倍[1]。长期的临床研究已经证实肺通气功能作为临床检查指标在评价外科手术风险中具有重要的应用价值,因此,对心脏外科手术的患者进行术前的通气功能评估是很有必要的。

表 4-3-3　肺通气功能障碍的程度分级

严重程度	FEV1 占预计值%
轻度	≥70%,但<LLN 或 FEV1/FVC 比值<LLN
中度	60%~69%
中重度	50%~59%
重度	35%~49%
极重度	<35%

注:不论阻塞性、限制性或混合性通气障碍,均依照 FEV1 占预计值%来判断。

(五)呼吸肌

呼吸肌评估包括呼吸肌力量评估和呼吸肌耐力评估。临床上,通过测试最大吸气压(PImax)及最大呼气压(PEmax)来判断呼吸肌力量。这些压力是通过使用一个带有跟患者口径相适的圆形咬嘴的小圆筒来测量(表 4-3-4)。咬嘴中设计的小漏洞(直径为 2mm,长度为 15mm)是为了防止脸部肌肉收缩形成高压力。压力测量时规范肺容积至关重要。为了避免胸壁和肺的回缩力所导致的吸气肌压力,还需要记录功能残气量的测量值(FRC)。然而,这个肺容积很难规范化。在临床实践中,采用残气量评估 PImax,肺总容量(TLC)评估测量 PEmax。每项评估中均至少进行 5 次测量。2002 年,美国胸科协会／欧洲呼吸协会的声明中对呼吸肌评估进行了详细的介绍。

其他方法,例如嗅探测量,被用来作为一种量化总体呼吸肌功能的工具。嗅

表 4-3-4　健康成年人最大吸气和最大呼气口腔压的参考值

参考文献	性别	最大吸气压（cm H₂O）	最大呼气压（cmH₂O）
Black 和 Hyatt（1969）	男	124±22	233±42
	女	87±16	152±27
Rinqvist（1966）	男	130±32	237±46
	女	98±25	165±30
Leech 等（1983）	男	114±36	154±82
	女	71±27	94±33
Rochester 和 Arora（1983）	男	127±28	216±41
	女	91±25	138±39
Wilson 等（1984）	男	106±31	148±17
	女	73±22	93±17
Vincken 等（1987）	男	105±25	140±38
	女	71±23	89±24
Bruschi 等（1992）	男	120±37	140±30
	女	84±30	95±20

注：最大呼气压的差异可能和测量所用的咬嘴不同有关。

探测量的结果在患有神经肌肉疾病的儿童中有很高的信度。更具侵入性的方法，如电或磁对横膈的刺激，可以提供更准确和详细的横膈信息，并且对膈肌麻痹的诊断有很大帮助。然而，对大多数临床应用来说，对吸气和呼气口腔压力的评估已经足够。

呼吸肌耐力评估中最常见的是让患者尽可能长时间地采用亚剂量吸气负荷（60%~75% PImax）进行呼吸。通过该测试可以检测训练后患者的吸气肌耐力变化。此外，在呼吸测试过程中，每 2 分钟增加一次负荷（约 5cmH₂O），使阈值负荷也不断增加。可以持续 2 分钟的最高负荷称为可持续压力，用最大负荷的百分比来表示。健康人通常在 70% PImax 情况下能维持 2 分钟。有研究显示，对于可持续的压力个体间的差异较大，该差异一般会随着年龄增长而减少。呼吸肌耐力的第 3 种评估方法是通过一个密闭管路以收缩 10 秒和放松 5 秒的呼吸节律进行重复的最大吸气和呼吸方式呼吸。通过测量收缩 18 次后最大压力相对下降的程度来评估呼吸肌耐力。

（六）其他

对于需鉴别或已确诊急性冠脉综合征的患者，应常规检查心肌酶和肌钙蛋白；对于需鉴别或已确诊心力衰竭的患者，应结合实际情况监测 BNP 或 NT-proBNP。

四、辅助检查

（一）心电图

包括常规心电图、动态心电图和运动心电图。常规心电图可提供心率、节律、传导时间、波形、振幅等信息，反映出患者是否存在心律失常、心肌缺血、新发或陈旧性心肌梗死、房室肥大或电解质紊乱，是心脏疾病的基本检查项目。必要时，可加做24小时动态心电图，有助于非持续性心律失常或心肌缺血的诊断。

（二）胸部X线片

显示心脏及主要血管的大小、形态、位置和毗邻关系，同时可观察肺部情况，包括肺内血流、占位性病变等情况。

（三）超声心动图

通常包含M型超声心动图、二维超声心动图、多普勒超声心动图。可观察心脏结构、功能、室壁运动状态，还能反映实时血流方向、流速和性质。

（四）心脏核素扫描

根据心肌不同部位对显影剂的摄取量，可定量分析心肌灌注、心肌存活情况和心脏功能。通过运动（或药物）负荷与静息状态下对比，可提高检查的敏感性。

（五）心脏磁共振

对软组织分辨率高，可观察心脏结构、功能、心肌心包病变等，还可识别急性心肌梗死冠状动脉再灌注后的微血管堵塞。

（六）冠状动脉

通过注入对比剂，扫描后三维成像，可直观显示冠状动脉分布及狭窄情况。

（七）冠状动脉造影

在冠状动脉开口处直接注入造影剂，以动态观察冠状动脉血流情况及解剖结构，了解冠状动脉病变的性质、部位、范围和程度，还可观察冠状动脉有无畸形、钙化及有无侧支循环形成，是目前诊断冠心病的"金标准"。

第四节　体适能评估

体适能的定义为具备安全独立的展开日常活动应有的身体能力，且无过度疲劳现象。体适能评估目的是确定实现功能性活动应具备的身体特征。大量的科学证据表明，与那些不运动的人相比，所有年龄段和种族的体适能良好的人都有更高的心肺储备水平，因此出现包括心血管疾病在内的多种慢性病的风险更低。对心脏术后康复的患者来说，体适能的评估必不可少，这是制订安全、有效的康复治疗方案的保障。体适能评估包括身体成分评估、肌肉适能评估、柔韧性适能评估和平衡适能评估。

一、身体成分评估

身体成分评估可以量化身体的主要结构成分:肌肉、骨骼和脂肪。一个人的身体成分,特别是脂肪和瘦体重的比率,会对健康和功能性活动能力产生显著的影响。与脂肪与肌肉比率正常的人相比,身体脂肪过量的人通常无法完成相应的功能。已有研究充分证实,过多的身体脂肪,尤其是腹部脂肪与心血管疾病相关。随着个体体重增加,体内脂肪的含量也会相应增加,这不仅会导致脂肪细胞增大和皮下脂肪增加,还会在身体的其他脆弱区域沉积脂肪。这些位置的脂肪在胰岛素敏感组织中会进一步引发功能失调状态,导致胰岛素抵抗、代谢综合征的出现,以及 2 型糖尿病和心血管疾病的患病风险增加。而体重减轻和脂肪减少会降低这种风险。身体成分评估的主要指标有:体重指数、围度、体脂率。

(一)体重指数(BMI)

一项 2010 年发表的研究报道指出,中国目前肥胖人口达 3.25 亿,增幅超过美国、英国和澳大利亚。这个数字在未来 20 年还可能会增加一倍。在肥胖人群中,心血管疾病的患病率高出正常体型人群 3 倍,21% 的男性和 28% 的女性中的心血管疾病患病率可能是超重和肥胖引起的。超重与肥胖均与心血管疾病显著相关。肥胖对心血管健康的负面影响表现为动脉粥样硬化的加速发展、心室重构率的升高,以及相关疾病(包括卒中、心肌梗死和心力衰竭)的高风险(图 4-4-1)。BMI 常常被用于反映全身脂肪含量,计算公式为:BMI= 体重 / 身高 ^{2}(kg/m^2)。

在不同性别和不同年龄段的成年人中,BMI 提供了可靠的超重和肥胖的衡量标准。但是,我们也要认识到 BMI 是一种较为粗略的指标,在不同个体中,某一 BMI 水平并不总是意味着相同的肥胖水平,尤其是对肌肉特别发达的个体。目前,WHO 将 BMI≥25kg/m^2 定义为超重,而 BMI≥30kg/m^2 定义为肥胖。该切点提供了评估个体的基准。但是,有证据显示,在部分人群中,BMI 从 21kg/m^2 开始,相应慢性疾病的风险就逐渐上升。WHO 肥胖专家顾问组针对亚太地区人群的体质及其与肥胖有关疾病的特点,在 2002 年提出亚洲成人在不同 BMI 和腰围水平时,相关疾病发病危险度的界值:BMI 为 23.0～24.9kg/m^2 为肥胖前期,>25kg/m^2 为肥胖。

不同级别的肥胖意味着不同的心血管疾病(CVD)危险因素的风险等级。由卫生部疾控司发布的中国肥胖问题小组编写的《中国成人超重和肥胖症预防控制指南(试行)》2003 版中提出的中国肥胖诊断界值见表 4-4-1。

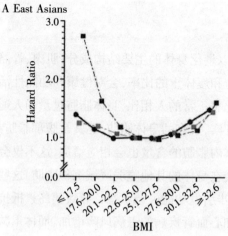

图 4-4-1　BMI 与死亡风险的 U 形关联

此外,2012 年新英格兰杂志的一篇文章发现:在亚洲人群中,BMI 为 22.6～27.5 kg/m² 时 CVD 死亡率最低;当 BMI≥35kg/m² 时,死亡风险增加 1.5 倍;BMI<15kg/m² 时,死亡风险增加 2.8 倍。(引自 Association between Body-Mass Index and Risk of Death in More Than 1 Million Asians)

表 4-4-1　中国成人超重和肥胖的体重指数和腰围界限值
与相关疾病危险的关系 *

BMI 分类	(kg/m²)	腰围(cm)		
		男:<85 女:<80	男:85～95 女:80～90	男:≥95 女:≥90
体重过低	<18.5	无风险	无风险	无风险
正常体重	18.5~23.9	无风险	风险增加	高风险
超重	24.0~27.9	风险增加	高风险	极高风险
肥胖	≥28	高风险	极高风险	极高风险

*注:相关疾病指高血压、糖尿病、血脂异常和危险因素聚集。

引自【Predictive values of obesity categories for cardiovascular disease risk factors in Chinese adult population】

1. 身高

(1)测量方法

◆受试者赤足,背向立柱站立在身高计的底板上,躯干自然挺直,头部正直,两眼平视前方(耳屏上缘与眼眶下缘最低点呈水平位)。

◆上肢自然下垂,两腿伸直。

◆两足跟并拢,足尖分开约60°,足跟、骶骨部及两肩胛间与立柱相接触,成"三点一线"站立姿势。

◆记录数据以厘米为单位,精确到小数点后1位。测量误差不得超过0.5cm。

(2)注意事项

◆身高计应选择平坦地面,靠墙放置。

◆严格执行"三点靠立柱""两呈水平"的测量要求。

◆水平压板与头部接触时,松紧要适度,头发蓬松者要压实;妨碍测量的发辫、发结要放开,饰物要取下。

2.体重

(1)测量方法

◆受试者穿单衣裤、赤足,自然站立在体重秤中央,保持身体平稳。

◆记录数据以千克为单位,精确到小数点后1位,测量误差不得超过0.1kg。

(2)注意事项

◆测量时体重秤应放在平坦地面。

◆受试者应尽量减少着装。

◆上、下体重计时,动作要轻缓。

◆测量体重前,应让受试者排空大小便,不要大量喝水,也不要进行剧烈体育运动和体力劳动。

(二)围度

体脂分布类型是健康及疾病预后的重要指标。向心性肥胖的特点是脂肪堆积在身体躯干部位(即腹部肥胖),此体型者高血压、代谢综合征、2型糖尿病、血脂异常和心血管疾病发生率,以及早期死亡率较离心性肥胖(脂肪分布在臀部和大腿)个体更高。腹部脂肪过多是CVD的危险因素之一。腰围能够反映腹部内脏脂肪含量,臀围反映身体皮下脂肪含量;腰臀比(WHR)通过腰围除以臀围计算得到,是评价身体脂肪分布,并确定个体具有较多有害的腹腔内脂肪简单常用的方法,且WHR是预测心血管疾病良好的测量指标。健康风险随WHR增加而增长,但因年龄和性别而不同。在体弱、残疾的老年人中,我们往往不能获得准确的身高、体重、腰围、臀围等数据,而在这类人群中,通过上臂围、小腿围等更容易获得人体测量指标。上臂围、小腿围是评估老年人营养不良的有效指标,并且可以预测死亡风险。

表 4-4-1 列出了中国成人腰围界限值与相关疾病危险的关系。我国人群向心性肥胖的标准为：腰围——男性 >90 cm，女性 >85 cm；WHR——男性 >0.9，女性 >0.8。此外，WHR 值界定为男性 0.92，女性 0.90 时可以作为筛选 CVD 高危人群的最适切点。在老年患者中，评估营养不良的上臂围和小腿围的最适切点分别为 24 cm 和 30 cm。

(1)测量方法

◆腰围：受试者直立，双臂垂于两侧，两脚并拢腹部放松测量经脐点的腹部水平围长(见图 4-4-2)。

◆臀围：受试者直立、两脚并立，水平测量臀部隆起最明显处。

◆上臂围：受试者直立，两臂自然下垂稍离开躯干，掌心向前，垂直于纵轴线测量围度最大处。

◆小腿围：受试者直立(两脚分开约 20cm)，水平测量膝与踝之间围度最大处，注意与纵轴线垂直。

(2)注意事项

◆测量尺应是可弯曲而无弹性的带状尺。

◆尺子应该置于皮肤表面，不能压迫皮下脂肪组织。

◆同一部位应进行两次测量，若两次测量结果相差 5mm 以上要再次进行测量。

◆测量部位皮肤异常时，更换测量部位或等该处皮肤恢复正常状态。

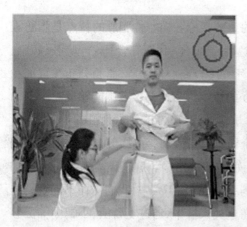
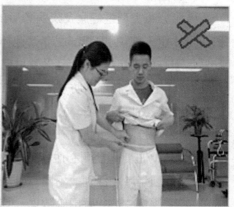

图 4-4-2　腰围的正确与错误测量方法

（三）体脂率

体脂率（BFP）是指人体内脂肪重量在人体总体重中所占的比例，又称体脂百分数，它反映人体内脂肪含量的多少。体脂肪含量的精确测量可以通过 CT 测定脐高水平的内脏脂肪面积、生物电阻抗法（BIA）或双能 X 射线吸收法（DEX-A）来测量。研究表明：体脂率成为近年来评价肥胖的一项重要指标，在探讨肥胖与全死因死亡率、心血管代谢性疾病关系的研究中引起了广泛关注。诸多研究证实了体脂率与高血压、糖尿病、血脂异常等心血管代谢性疾病有密切关联，是评估肥胖与心血管疾病的良好指标。成年人的 BFP 正常范围分别是女性 20%～25%，男性 15%～18%，若 BFP 过高，体重超过正常值的 20% 以上就可视为肥胖。BFP 预测 CVD 危险因素预测的最适切点分别为男性约 24% 和女性约 34%[2]。

1. 测量方法（见图 4-4-3）

◆取下手机以及佩戴的金属饰品，脱掉鞋袜与较重衣物。

◆手足与 8 个电极点紧密接触，肩关节轻微外展，躯干与上肢之间保持 15°夹角。

◆站立时全身放松，但不要屈曲肌肉。

◆测量过程中，保持初始固定姿势，禁止交谈，直到测试结束。

2. 注意事项

◆测试之前 15 分钟，避免剧烈运动。

◆体内有心脏起搏器或者其他金属物植入者不能测量。

◆在电脑上准确输入受试者信息，尤其是年龄、性别、身高。

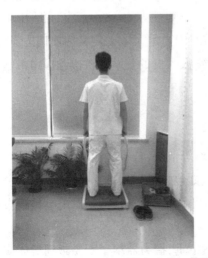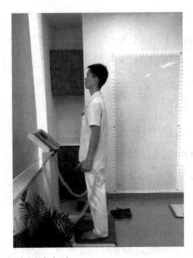

图 4-4-3　体脂率的测试方法

二、肌肉适能评估

肌肉适能是指机体依靠肌肉收缩克服和对抗阻力维持身体运动的能力,是人体的基本素质,也是影响日常生活活动能力的主要因素之一。Costan 等通过观察肌肉适能与 CVD 风险因素之间的横断面研究发现,肌肉适能与 CVD 的风险之间呈负相关关联[3]。

肌肉力量的测试方法有很多种,我们常观察到的是四肢的肌肉力量,而在四肢肌肉力量中,最常测量且方便测量的就是握力和伸膝肌力,这也是反映全身肌肉力量的很好指标。现在有大量证据表明:握力和伸膝肌力均与全因死亡率、CVD 死亡率风险独立相关。且握力每减少 5kg,CVD 死亡率会增加 17%,心梗死亡率增加 7%。此外,Pure 等通过对 17 个国家的人群进行研究发现,与血压相比,握力对 CVD 死亡具有相似的预测价值。与(非致命性)心血管疾病相比,握力与 CVD 死亡率之间的关系更为密切。运动能力的提高是心脏康复的重要组成部分,伸膝肌力是 CVD 患者运动能力的强有力预测指标。此外有研究显示:相比于握力,伸膝肌力在预测身体活动能力和残疾方面,更具有临床意义[4]。CVD 患者表现出骨骼肌氧化能力下降和肌肉灌注减少,进而引起功能丧失,这种损失在卧床休息的情况下会加剧,进一步导致周围肌肉功能的丧失。Izawa 等在一项因心肌梗死、冠状动脉疾病住院的 324 名老年患者研究中发现,住院患者的握力和伸膝肌力均低于正常的老年人群[5]。因此,肌肉力量测试(如握力、伸膝肌力)作为心脏外科手术患者的肌肉适能评价项目是非常有必要的。

在中国 CVD 人群中,目前还没有关于肌肉力量的最适切点值。不过,近几年关于肌肉力量的研究中,很多研究推荐将男性握力 <26kg,女性握力 <18kg;或者男性下肢肌肉力量 <18kg,女性下肢肌肉力量 <16kg 定义为肌肉力量低下。此外,一项针对可以独立生活的日本老年人人群的荟萃分析推荐握力最适切点为男性 33.11 kg,女性 20.92 kg。

(一)握力

1. 测量方法(见图 4-4-4)

◆测试前询问受试者是否有手部外伤等情况,若有并注明。

◆请测试人员放下手中或肩上物品(如包、手机等)。

◆握力器的指针向外侧,根据手掌大小调节,使示指的第二关节接近直角后进行测量。

◆身体挺直双脚自然分开,两臂自然下垂,握力器尽量不要碰到身体或者衣服。

◆待其使出最大力气后,记录握力计的读数。

◆受力手测定两次;测试中间可休息 5～10 秒。

◆测试之前,测试人员演示一遍。

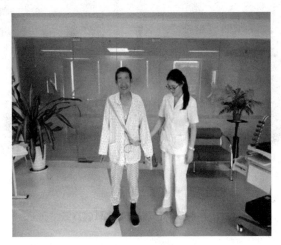

图 4-4-4 握力的测试方法

2. 注意事项

◆测量人员用"1、2、3 加油!"的口号鼓励受试者尽量使最大力气。

◆测定时不要让握力器来回摆动,用力时胳膊不能弯曲,尽量保持不动的状态来进行测量(禁止摆臂晃动)。

(二)伸膝肌力(见图 4-4-5)

1. 操作方法

◆测试前询问受试者是否存在外伤等情况,若有需注明。

◆受试者坐在升高的硬椅上,髋关节与膝关节维持屈曲 90°的姿势,脚踩在地板上,双臂放在大腿上。

◆在力量测试开始之前,治疗师根据测试方案对受试者的腿进行几次适当的引导,以使他们熟悉推动测力计的感觉。

◆将测力计垂直置于受试者被测下肢踝部上方。

◆告知受试者用力伸直膝盖以推动测力计,要求受试者逐渐增加力量,以达到最大的自主努力程度,然后他们保持最大力量 5 秒,记录测力计读数。

◆受力下肢测定两次,测试中间可以休息 5～10 秒。

2. 注意事项

◆测试人员在测试过程中给予口头鼓励和赞扬,使受试者尽量用最大力气;

◆测试过程中,测试人员用双手稳定测力计。

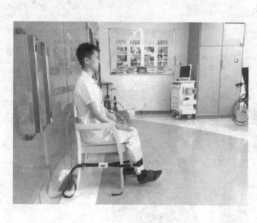
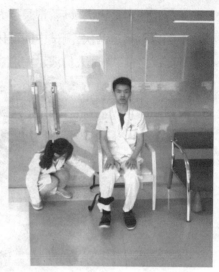

图 4-4-5　伸膝肌力的测试方法

三、平衡适能评估

平衡是人体在有或无外力作用的情况下，维持原姿势并保持稳定状态的能力，是人体应具有的基本素质。良好的平衡需要整合相对于环境位置的感觉信息以及对身体运动产生适当反应的能力。随着年龄的增长，这些系统的功能逐渐丧失，平衡功能衰退。居住在社区中的年龄超过 65 岁的老年人中，有 1/3 的人每年至少经历一次跌倒，其中 10% ～ 15% 的跌倒会引起严重的损伤。平衡试验包括 Romberg 肢体位置试验，Mann 肢体位置试验，BBS（Berg 平衡量表），功能性前伸试验和起立行走计时测试等。任何检查都需要防止跌倒。我们在临床中主要应用功能性前伸试验、起立行走计时测试。

围术期心脏康复包含简单的运动康复及生活指导，老年患者因器官系统的功能退化，往往存在骨骼肌质量和力量的降低、骨量丢失甚至合并心脑血管疾病，故在运动康复过程中有跌倒的高风险。临床上主要采用托马斯跌倒风险评估量表、摩尔斯跌倒评估量表和 Hendrich Ⅱ 量表评估跌倒风险，但因这 3 种量表忽略了环境因素等外在因素，存在一定局限性。我们推荐应用起立行走计时测试（TUGT）来对跌倒进行风险评估。其中 TUGT 不仅纳入了环境因素，而且包含了反应时间、下肢力量、步行速度以及灵活性，可以广泛应用于跌倒风险的评估。

功能性前伸试验比单脚站立容易完成，但是需要受试者不借助助力工具的前提下完成独自站立。当测量结果 >26cm 时，意味着患者可以进行独立步行。

TUGT 预测跌倒风险的评分标准为:<20 秒可自由活动;20~29 秒活动不稳定,需要在家属或者医护人员监护下;>30 秒提示患者存在活动障碍,日常生活需要帮助,活动必须在医护人员监护下。

(一)功能性前伸试验

1. 测量方法(见图 4-4-6)

◆ 让受试者脱去鞋子和袜子,放松站立,右肩垂直于墙面。

◆ 实验开始前给受试者示范标准的动作。

◆ 在受试者右肩峰的水平上将标尺平行于地面粘在墙面上。

◆ 其中一个测试者应该站在受试者前面易于读到刻度的位置,另一个测试者站在后面以观察受试者的脚后跟是否抬离地面。让受试者的指关节沿着标尺向前移动。

◆ 让受试者将右上肢水平前伸(与肩关节的角度接近 90°)。右手握拳,使中指关节朝前,以便测量原始测量值(相当于上肢的长度)。

◆ 让受试者在保持平衡的前提身体尽可能的前倾。

◆ 对于完成这项实验没有特别的要求,当受试者的双脚抬离地面时立即停止实验。

◆ 在正式开始实验前让受试者进行两次预实验,以便熟悉实验环节。在正式实验时再评估受试者的平衡能力。

◆ 功能性平衡能力的结果是所能达到的最大距离减去原始测量值。

◆ 需进行两次实验,取最好的成绩。

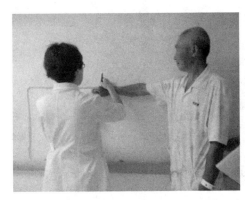
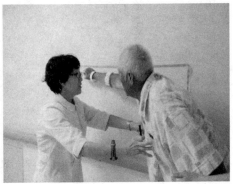

图 4-4-6 功能性前伸试验的操作方法

（二）起立行走计时测试(TUGT)

1.测试方法（见图 4-4-7）

◆ 准备：坐在椅子 2/3 处，上身保持直立，身体放松，后背贴于椅背，双手平放于大腿上，两脚着地，脚尖朝前。

◆ 平时使用拐杖等助力器的受试者，可以使用其辅助行走。

◆ 开始：从后背离开椅背起计算时间，绕过 3 米外的标志物（旋转方向自由），重新回到椅子上停止时间（如果受试者后背不能贴于椅背，从身体开始移动起计算时间）。

2.注意事项

◆ 椅子高度适当，座高约 45cm。

◆ 全过程尤其是转弯处注意受试者安全。

◆ 让受试者用最轻松最安全的速度行走。

◆ 测定人员统一用语（请您尽量快速地绕一圈返回到椅子坐好）。

◆ 测定人员演示一遍。

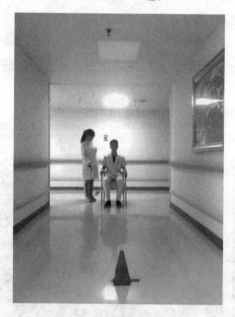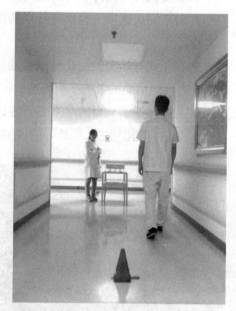

图 4-4-7   TUGT 的操作方法

四、移动能力评估

1.操作方法（见图 4-4-8）

◆ 测试前询问或者观察受试者是否有身体不适、腿部外伤等情况，若有需注明。

◆ 平时使用拐杖等辅助工具的受试者,也可以借助其辅助工具(需注明)完成测试。

◆ 正常 8m 的直线距离(两端各预留 2m),让受试者以平常的行走速度完成测试,记录 2 次中间 4m 的行走时间。

◆ 每位受试者测定之前,测定人员都要为受试者示范一遍。

2.注意事项

◆ 测试过程中,为了确保受试者的安全,测试人员要紧跟在受试者身后,但不要妨碍受试者行走。

◆ 叮嘱受试者,要以平时速度走,不要故意过快或过慢。

◆ 测试过程中,受试者如有不适,及时停止。

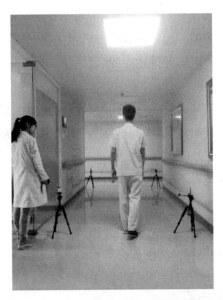

图 4-4-8　移动能力评估的操作方法(激光测速装置)

五、简易体能状况评估(SPPB 测试)

总分≤6 分:说明具有较高的跌倒风险,需要高度警惕同时进行下肢肌肉力量(尤其是股四头肌)、平衡功能和步行训练。总分 7～12 分:说明目前功能处于较正常水平,可进行适当的运动来维持现状。

（一）平衡能力测试

1. 操作方法

（1）双脚并排站立

◆ 测试之前,测试人员演示一遍。

◆ 叮嘱受试者,希望他／她能双脚并排站立,坚持 10 秒左右。

◆ 测试过程中,受试者可以通过移动手臂、弯曲膝盖、晃动身体维持平衡,但是不能移动双脚,直到测试人员告知停止。

◆ 测试人员站在受试者周围,做好防护,防止跌倒。

◆ 当受试者双脚并排后,询问受试者"准备好了吗"。

◆ 当测试人员说"开始"的同时,进行秒表计时。

◆ 当受试者完成 10 秒测试或双脚移动抑或扶住测试人员时,测试结束。

◆如果不能完成该项测试,记录下坚持的时间,直接进入移动能力测试。

（2）半前后脚站立

◆叮嘱受试者,希望他／她一只脚的脚后跟能接触到另一只脚的蹓趾侧面,坚持 10 秒左右(其他与"双脚并排站立"测量方法一致)。

（3）前后脚一字站立

◆叮嘱受试者,希望他／她一只脚的脚后跟触到另一只脚脚趾,两脚成一条直线,坚持 10 秒左右(其他与"双脚并排站立"测量方法一致)。

2. 注意事项

◆测试过程中,受试者不能有任何辅助工具或者他人辅助,但是可以帮助受试者站起来。

◆双脚并排站立→ 半前后脚站立→前后脚一字站立,需按照这个顺序依次进行,不能完成者,则直接进入移动能力测试。

（二）移动能力

（三）椅子重复站立测试

1. 操作方法(见图 4-4-6)

◆每位受试者测定之前,测试人员都要为受试者示范一遍。

◆手臂交叉置于胸前,双脚平放于地面,在重复起立过程中,确保手臂交叉于胸前,直到测试结束。

◆站起后,坐下,再站起……一共重复 5 次,中间不能暂停,尽可能快速完成。

◆测试人员站在受试者周围,做好防护。

◆当受试者坐好后,询问受试者"准备好了吗"。

◆当测试人员说"开始"的同时,进行秒表计时。

◆受试者每完成 1 次,均需大声计数,直到 5 次完成,停止计时。

2. 注意事项

◆如果受试者感到劳累或者呼吸短促,则停止测试。

◆如果受试者借助手臂,则停止测试。

◆1 分钟后,受试者还未完成测试,则停止测试。

具体流程和计算方法如下(见图 4-4-10)。

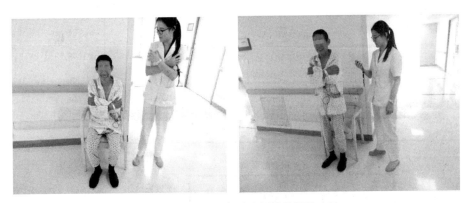

图 4-4-9　椅子重复站立测试的操作方法

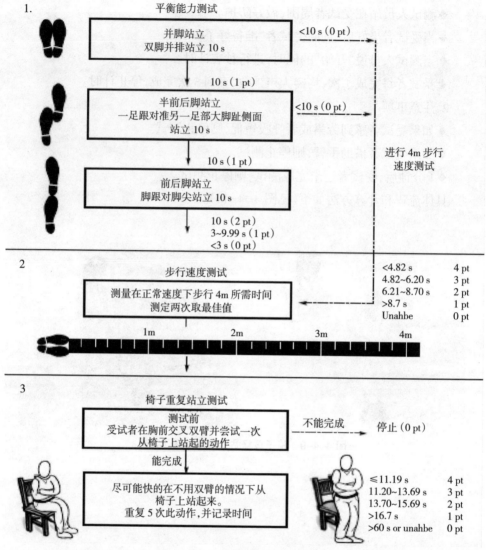

图 4-4-10　SPPB 测试的操作方法

六、体适能评估的禁忌证

虽然体适能评估对绝大多数患者来说是安全的,但对某些个体而言,体适能评估带来的风险会超过收益。在决定这部分人群是否应该进行体适能评估时,认真地评价评估的风险与收益是非常重要的。表 4-4-2 列出了体适能评估的禁忌证。对体适能评估前的评价和病史的认真回顾,有助于识别潜在的禁忌证,提高体适能评估的安全性。有禁忌证的患者在病情稳定或进行适当治疗后,才可以进行评估。

表 4-4-2　体适能评估的禁忌证

- 安静时心率>120 次/分
- 安静时呼吸频率>30 次/分
- 血氧饱和度（SPO_2）≤90%
- 收缩压（SBP）>160mmHg 或舒张压（DBP）>100mmHg
- 直立性低血压（血压变化±10mmHg 以上）
- 3 天内体重变化±1.8kg 以上
- 空腹血糖>14mmol/L
- 肾功能障碍，血清肌酐男性>2.5mg/dL，女性 2.0mg/dL；尿蛋白>1g/d
- 心肌梗死或其他急性心脏病发病 2 日
- 安静时心电图上可以明确观察到有新的缺血症状
- 不稳定性心绞痛
- 无法完全控制的心率失常
- 严重的有明显症状的大动脉狭窄
- 心力衰竭症状无法控制
- 急性肺栓塞或肺梗阻

- 急性心肌炎或心内膜炎
- 确诊或疑似的脱离型大动脉肿瘤
- 发热等急性感染病
- 明显的动脉或肺动脉高压
- 中度瓣膜或心肌性心脏病
- 电解质紊乱（低钾血症，低镁血症）
- 严重的房室传导阻滞
- 因运动可以恶化的神经系统、骨骼肌肉系统或风湿性疾病
- 心室肌瘤
- 全身性的慢性感染病（如肝炎、AIDS 等）
- 术后切口愈合不良
- 无法配合运动的精神性疾病
- 患者不愿配合
- 无法完全控制的代谢性疾病（如黏液水肿等）

七、临床应用

例 1. 为了确定 CABG 患者术前体能与术后临床结果的相关性，我院对 2015 年 5 月至 12 月的 105 名择期进行 CABG 的患者进行了术前体能评估，包括肌肉力量（手握力测试）、平衡能力（功能性前伸试验）、移动能力（4 m 步行测试）和心肺运动能力（6 分钟步行试验）。研究结果发现：术前身体活动能力越差（危险因素越多）的患者，术后住院天数越长，术后并发症发病率越高（如图 4-4-11 所示）。

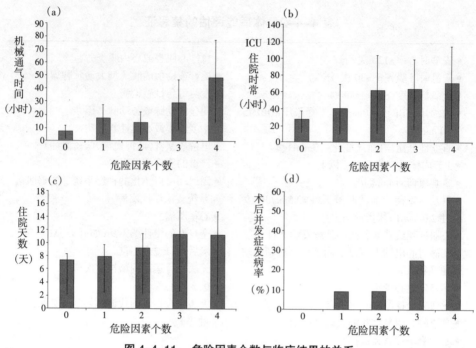

图 4-4-11　危险因素个数与临床结果的关系

例 2. 为了探究 CABG 术前体能评估对老年患者术后住院时长的预测价值，我院选取 2017 年 5 月至 2018 年 5 月择期进行 CABG 的老年患者 188 例，所有患者术前进行 SPPB 评估(包含平衡能力测试、移动能力测试以及椅子重复站立测试)、问卷调查以及临床指标的采集,术后详细记录包含住院时长在内的临床情况。较低的 SPPB 及其三个组成成分得分均会增加 CABG 术后住院时间延长的风险，并且发现 SPPB 测试结果 <10 分时，CABG 术后住院时间延长的风险会显著增加,结果如图 4-4-12 所示。

例 3. 近年来，人们对各种身体成分对于患者住院结局的影响越来越感兴趣。最近的研究也表明肌肉衰减综合征（sarcopenia）是心血管疾病患

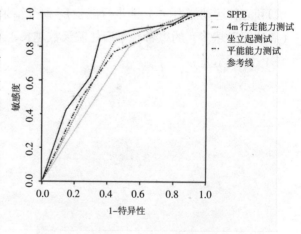

图 4-4-12　SPPB 评估

者常见的并发症之一,与许多疾病的预后不良相关。为此,我们调查了我院 2017 年 5 月至 2018 年 5 月 188 例择期进行 CABG 的老年患者的 sarcopenia 患病率。入院后,首先利用生物电阻抗法(BIA)测定了患者的肌肉质量、手握力测试评估了患者的肌肉力量,利用移动能力评估了患者的肌肉功能。然后,通过 2014 年亚洲老年肌肉衰减综合征工作组(AWGS)制定的标准(如图 4-4-13)诊断 sarcopenia。研究结果发现,男性 sarcopenia 患病率为 14.6%,女性 sarcopenia 患病率为 16.6%,均高于普通人群患病率。

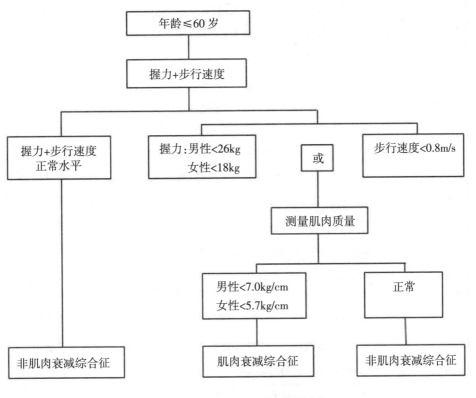

图 4-4-13　AWGS 诊断标准

第五节　心率变异性评估

一、心率变异性评估的定义与意义

心率变异性(HRV)是指逐次心跳周期差异的变化情况,它包括了神经体液因素对心血管系统调节的信息,主要用于判断其对心血管等疾病的影响。Wolff 等在 1978 年首次发现了 HRV 分析对冠心病患者死亡率具有一定预测价值[6]。

随后,临床研究证实,冠心病患者 HRV 的降低和冠状动脉狭窄程度、冠状动脉病变、心肌缺血之间呈负相关。HRV 可以用于急性心肌梗死(AMI)后的危险分层,其预测价值独立于已确定的其他影响 AMI 后危险分层的因素。对于 AMI 后病死率的预测,HRV 的价值与左室射血分数(LVEF)相似;对于心律失常事件(如心源性猝死和室速)的预测,HRV 的价值优于 LVEF[7]。目前,大量的研究表明,HRV 的降低不仅与 CVD 风险增加有关[8],而且是心肌梗死、慢性心力衰竭、不稳定型心绞痛、高血压等 CVD 的不良预后因素[9]。最新的研究发现,评估 HRV 可以预测心衰患者在短期运动康复后身体健康状况的改善能力,但 HRV 非常低的患者在短期运动康复后行走能力没有改善[10]。因此,HRV 对于 CVD 患者有着重要的评估价值。

二、心率变异性评估的常用参数及临床意义

HRV 的分析方法主要包括时域分析、频域分析、频谱分析、几何分析和非线性分析。此外,压力反射敏感性和心率紊乱度也可以作为 HRV 的分析方法。目前临床应用广泛的是时域分析法和频域分析法,其他方法仍处于研究探索阶段。HRV 时域分析的常用参数及临床意义(见表 4-5-1)。HRV 频域分析的常用参数及临床意义(见表 4-5-2)。

表 4-5-1　HRV 时域分析的常用参数及临床意义

参数	单位	描述	参考值	异常值	异常意义
SDNN	ms	正常 RR 间期标准差	141±39	<100ms	交感活性增强
SDANN	ms	每 5 分钟 NN 间期平均值的标准差	127±35	<50ms	交感活性增强
RMMD	ms	相邻 RR 间期之差的均方根值	27±12	<25ms	副交感活性减弱
SDNN 指数	ms	每 5 分钟 NN 间期标准差的平均值			交感活性增强
SDSD	ms	全部相邻 NN 间期差值的标准差			副交感活性减弱
NNSO	ms	相邻 RR 间期之差>50ms 的个数			副交感活性减弱
PNN50	ms	NN50 除以 NN 间期总数的百分比			副交感活性减弱

表 4-5-2　频域分析的常用参数及临床意义

参数	单位	参考值	意义
总功率	ms^2	3466±1018	
LF	ms^2	1170±416	尚不明确,与 SDNN 指数相关
HF	ms^2	975±203	迷走神经活性,与 RMMD 及 pNN50 有关
校正 LF	n.U. LF/(TP−VLF)×100	54±4	
校正 HF	n.U. HF/(TP−VLF)×100	2.9±3	
LF/HF		1.5~2.0	交感与迷走相互作用,与交感神经活性正相关

三、心率变异性评估的临床应用

2010 年 7 月至 2010 年 12 月共计纳入 17 例 CABG 患者,所有患者入组后 1 个月进行 CABG 手术,术后接受为期 6 周的心脏康复(包括 16 期的运动训练以及 6 期的 CVD 危险因素管理宣教)。心脏康复项目开始前后分别进行了 HRV 评估,并且记录了 SDNN、rMSSD、LF、HF、LF/HF 等参数指标。研究结果发现,6 周的心脏康复训练后,CABG 术后患者的自主神经系统在心率调节方面表现出极大改善,HRV 可以作为衡量心脏康复后心脏功能的有用额外变量。具体结果见表 4-5-3。

表 4-5-3　心脏康复训练前后 CABG 患者 HRV 参数变化

参数	基线	6 周后	P 值
SDNN(ms)	31.19±25.6	51.8±23.1	0.005
Rmssd	19.32±34	61.6±54	0.020
LF(ms^2)	191±216	631±639	0.001
HF(ms^2)	106±201	449±795	0.020
LF/HF	1.09±1.14	1.06±2.01	0.364

注:来自【Cardiac rehabilitation outcomes following a 6-week program of PCI and CABG Patients】

第六节　心肺适能评估

目前,心肺适能已被公认为心血管健康的重要标志。越来越多的证据表明,低水平的心肺适能(CRF)与 CVD 和全因死亡率的高风险相关,改善心肺适能可以降低死亡风险。Nes 及其同事在平均随访时间为 24 年的研究中发现,基线时,<60 岁的健康男性(n=18 348)和女性(n=18 764)的 CRF 与 CVD 死亡率呈负相关。与 CRF 高于年龄预测值的人相比,CRF 低于年龄预测值 85%的男性死于 CVD 风险增加约 2 倍,女性死于 CVD 风险增加了 24%。另外,运动能力每增加 1MET,CVD 死亡风险会降低 21%[11]。因此,将心肺适能的测定作为心血管疾病康复检测内容之一是非常重要的。

一、心肺运动试验

迄今为止,心肺运动试验(CPET)被认为是评估心肺适能的最佳方式,是心血管疾病康复风险评估的重要手段,更是心肺储备功能检测的" 金标准"。CPET 综合应用呼吸气体监测技术、计算机技术和活动平板或踏车技术,实时监测在不同负荷条件下,机体氧耗量和二氧化碳排出量等气体代谢指标、通气参数、心电图及每搏输出量的动态变化,客观定量评价心肺功能的无创技术。CPET 是对静态心脏功能和静态肺功能传统检查的完善。

运动负荷试验的具体操作以及气体代谢及生理指标解读,推荐参考《心肺运动实验的原理及其解读——病理生理及临床应用》一书。

对我院于 2017 年 6 月至 2018 年 6 月接受 CABG 的 25 名患者, 在出院后 1、3、4、6、12 个月时分别进行 CPET,结果如图 4-6-1 所示,随着术后康复时间的延长,CABG 术后患者的无氧阈(AT)心率、峰值摄氧量等运动功能指标均有改善。

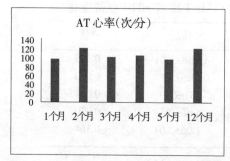
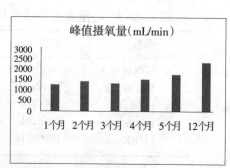

图 4-6-1　CABG 术后患者出院后不同时间点 CPET 测得的
无氧阈心率、峰值摄氧量结果

二、6 分钟步行试验(6 minutes walking test, 6MWT)

在心脏康复中,CPET 是金标准,但该试验需要专业技术人员和设备、费用昂贵、方法复杂,因此限制了其在常规门诊中的广泛应用。除此之外,对于部分高龄患者、合并其他疾病,如关节肌肉病变等,不适宜行 CPET,故 6 MWT 作为次极量试验的代表,是 CPET 较好的补充,可以用来反映日常活动中所需要的运动强度,也被广泛应用于心脏康复领域。6MWT 与 CPET 在测定 peak VO$_2$ 方面相比,虽然较 CPET 欠精确,但 6MWT 简便、经济,适用于中、重度心力衰竭患者,且易重复试验。SOLVD 试验的亚组研究报道,6MWT 是死亡率和病残率的独立预测因子。在一项纳入 214 例轻、中度心力衰竭患者的研究中,6MWT 与 36 个月无事件(死亡、心脏移植)生存率有关,6MWT 距离 <300m 组的 36 个月无事件生存率明显低于 300～450m 组,在 45 个月后 300～450m 组和 >450m 组之间生存曲线开始分离,该试验认为,6 分钟步行距离和左心室功能下降是预测生存率的最强的因子[12]。此外,在一项对 6MWT 在门诊心脏康复的有效性、可靠性和反应性的系统评价中, 强有力的证据表明 6MWT 可以反映心脏康复后临床状态的变化。6MWT 步行距离可以反映心力衰竭患者血流动力学的改善情况以及左心室射血分数的提升情况, 还可以追踪 CABG 术后患者的运动耐量的提高情况[13]。综上,6MWT 作为一种功能学评估手段,具有简便、安全、实用的特点,在心脏康复患者生存率预测、治疗决策制订、评估心脏康复效果、家庭心脏康复等方面发挥着重要作用,该方法已得到美国、欧洲和我国心血管疾病指南的推荐,适合在我国推广使用。

在临床上,术前可以根据 6 MWT 步行距离评估患者的心功能分级,为手术治疗决策提供参考:心功能 1 级:6 MWT 步行距离 <300m;心功能 2 级:6 MWT 步行距离 300～374.9m;心功能 3 级:6 MWT 步行距离 375～449.5m;心功能 4 级:6 MWT 步行距离 >450m。此外, 6 MWT 步行距离也可以作为 CABG 术后患者是否达康复出院目标的标准,为患者制订近期 1 个月运动处方的依据。根据《日本心脏康复指南》推荐,患者独立行走 200m 可达康复出院目标,可以根据以下计算方法为患者制订近期 1 个月运动处方。

6 MWT 的正常预计值

男性:6MWT 距离(m)=7.57×身高(cm)−5.02×年龄 −1.76×体重(kg)−309

女性:6MWT 距离(m)=2.11×身高(cm)−5.78×年龄 −2.29×体重(kg)+667

Mets=(4.948+0.023×6 分钟步行距离)÷3.5

6 MWT 的平均速度(km/h)= 6MWD×10÷1000

6 MWT 制订合适强度 =60%(80%)×6 MWT 的平均速度(km/h)

(一)测量方法

1.场地准备

长 30m 的走廊,每 3m 做出一个标记。折返点上放置圆锥形路标(如橙色的圆锥形交通路标)作为标记。在地上用色彩鲜艳的条带标出起点线,起点线代表起始点,也代表往返一次的终点。

2. 物品准备

抢救备用物品:氧气、硝酸甘油、阿司匹林和沙丁胺醇(定量吸入剂或雾化剂)、简易呼吸器、除颤仪。

操作应用物品:秒表(或计时器)、2个圆锥形路标(用于标记折返点)、椅子、轮椅、硬质夹板和工作记录表、血压计、脉氧仪。

3. 患者准备

◆穿着舒适,穿适于行走的鞋。

◆携带其日常步行辅助工具(如手杖)。

◆患者应继续应用自身常规服用的药物。

◆在清晨或午后进行测试前可少许进食。

◆试验开始前2小时内应避免剧烈活动。

4. 操作步骤

患者在试验前10分钟到达试验地点,于起点附近放置一把椅子,让患者就座休息。核实患者是否具有试验禁忌证,确认患者穿着适宜的衣服和鞋。测量血压、脉搏、血氧饱和度,为患者佩戴便携式心电监测仪(见图4-6-2),填写"6分钟步行试验测试报告及运动处方"表格(见附件1)。

◆按如下方式指导患者:

"这个检查的目的是在6分钟内尽可能走得远一些,您在这条过道上来回地走,6分钟时间走起来很长,所以您要尽自己的全力,但请不要奔跑或慢跑。"

"您可能会喘不过气来,或者觉得筋疲力尽,您可以放慢行走速度甚至停下来休息,您可以在休息时靠在这面墙上,一旦您觉得体力恢复了,就应尽快继续往下走。"

"您需要绕着这两个圆锥形的路标来回走,绕这两个圆锥形路标时,您不要犹豫。"

"您准备好了吗? 我们会记录您走过几个来回,您每次转身经过这条起点线时,我都会记录一次,请您牢记,试验需要您在6分钟内走出尽可能远的距离,是现在开始,还是等您准备好之后咱们再开始?"

◆将患者带领至起点处,测试过程中,操作者始终站在起点线附近,不要跟随患者一同行走,当患者出发时开始计时。

◆患者每次返回到起点线时,在工作表中标记出折返次数,要让患者看到这些行动,动作可以稍微夸张一些,就像短跑冲刺终点线上的裁判按下秒表一样。

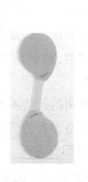
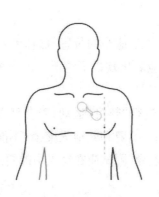
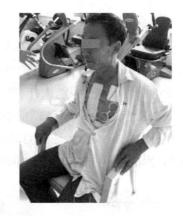

图 4-6-3　脉氧仪及其携带部位

用平和的语调对患者讲话：

1 分钟后,对患者说(语调平和):"您做得不错,您还要走 5 分钟。"

剩余 4 分钟时,对患者说:"不错,坚持下去,您还要走 4 分钟。"

剩余 3 分钟时,对患者说:"您做得很好,您已经走完一半了。"

剩余 2 分钟时,对患者说:"不错,再坚持一会儿,只剩下 2 分钟了。"

只剩余 1 分钟时,告诉患者:"您做得不错,只剩 1 分钟了。"

不要用其他言语鼓励患者,避免做出暗示患者加快步行速度的肢体语言。

距测试结束只剩下 15 秒时,对患者说:"过一会儿我会让您停下来,当我喊停时,您就停在原地,我会走到您那儿。"

计时 6 分钟时,对患者说:"停下!",然后走到患者处,如果患者表示过于劳累,推上轮椅以便患者休息。在他们停止的位置做好标记,比如放置一个物体或划上标记。

◆如果患者在试验过程中停了下来并要求休息,对患者说:"如果您愿意,可以靠在这面墙上,当您觉得休息好了就尽快接着往前走。"过程中,不要中止计时器计时。如果患者未能走满 6 分钟就止步不前,并且拒绝继续测试(或操作者认为不宜再继续进行测试),将轮椅推至患者面前让其就坐,中止其步行,将其步行的距离、中止时间以及未能完成试验的原因记录在工作表上。

◆试验结束后,向患者做出的努力表示祝贺,并给他一杯水。记录患者行走之后的 Borg 疲劳程度评分(见附件 2),并询问患者:"您觉得是什么原因使您不能走得更远一些? 都有哪些不舒服?"测定 SpO_2、脉搏、血压并记录。

◆记录下患者最后一个来回中走过的距离,计算患者走过的总路程,数值四舍五入,以米为单位计算,并将计算结果记录到工作表上(见图 4-6-3)。

注意事项：

◆安全注意事项：将抢救车安放于适当的位置，操作者熟练掌握心肺复苏技术，能够对紧急事件迅速做出反应。出现以下情况考虑中止试验：胸痛、不能耐受的喘憋、步态不稳、大汗、面色苍白。

◆操作注意事项：测试前不应进行"热身"运动；患者日常服用的药物不要停用；测试时，操作者注意力要集中，不要和其他人交谈，不能数错患者的折返次数；为减小不同试验日期之间的差异，测试应在每天中的同一时间点进行。

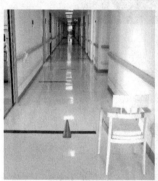
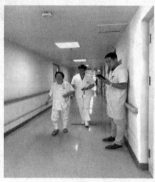
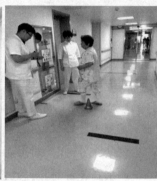

图 4-6-3　6 分钟步行试验场地布置及测量方法

对我院于 2017 年 6 月至 2017 年 12 月进行 CABG 的 248 名患者，在出院时进行 6 MWT，结果如图 4-6-4 和图 4-6-5 所示，80%的 CABG 术后患者出院时可独立行走 200m，达到康复出院标准。

从整体上讲，在出院时，心功能处于 2 级及以上水平的男性 CABG 术后患者达 44%，女性 CABG 术后患者达 23%。男性比例高于女性，提示男性患者的心功能恢复情况要优于女性。

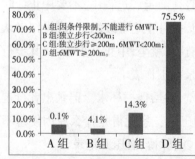

图 4-6-4　我院 CABG 术后患者出院
时康复达标情况

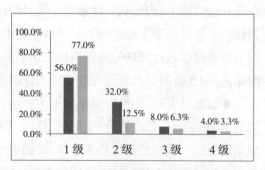

图 4-6-5　我院 CABG 术后患者出院时
6 MWT 结果

第七节 日常生活活动能力(ADL)评估

一、ADL 概念

ADL 是指人们在每日生活中,为了照料自己的衣、食、住、行,保持个人卫生整洁和进行独立的社区活动所必须的一系列的基本活动,是人们为了维持生存及适应环境而每天必须反复进行的、最基本的、最具有共性的活动。在日常生活中,基本的排泄、移动、清洁、饮食、更衣等与生命和维持清洁相关的直接活动称之为"基本的 ADL(Basic ADL,BADL)"。但是,这些不足以经营社会生活。乘坐公交、购物、准备三餐、打电话、管理家务等相关周边环境和社会生活的活动称之为"工具性 ADL(Instrumental ADL,IADL)"。两者合称为"扩大 ADL(Extened ADL, EADL)",其定义尚不明确,与工具性 ADL 通用。

CVD 通常与健康状况下降、自主能力丧失、日常生活活动困难和残疾有关。围术期心脏康复的主要目的是让患者出院后可以在家中维持身体活动,包括一系列的多专业治疗活动,但久坐生活方式的改变以及身体活动的恢复仍然是心脏康复的基石。许多研究证实,需要尽可能地多鼓励患者运动,因为运动能力的增加是改善 CVD 非常重要的预后因素。为了实现这一目标,我们有必要了解患者的需求和习惯。在临床工作中发现,心脏疾病患者出现劳力性呼吸困难,容易疲劳等症状与 ADL 下降有关。因此,为患者提供 ADL 的测试是很有必要的。ADL 的评定对确定患者能否独立及独立的程度、判定预后、制订和修订治疗计划、评定治疗效果、安排返家或就业等方面都十分重要。其目的是:①确定患者 ADL 方面的独立程度;②根据评定的结果,结合患者及其家属的意愿和需求,制订康复目标,确定治疗方案;③评价康复疗效;④判断患者的功能和预后。

目前常用的 ADL 评定方法包括直接观察法和间接评定法两种。直接观察法:ADL 的评定可让患者在实际生活环境中进行,评定人员观察患者完成实际生活中的动作情况,以评定其能力,也可在 ADL 专项评定中进行,评定活动地点在 ADL 功能评定训练室,在此环境中指令患者完成动作,较其他环境更易取得准确结果。间接评定法:有些不便完成或不易完成的动作,可通过询问患者本人或家属的方式取得结果,如患者的大小便控制、个人卫生管理情况等。

二、基本的 ADL(BADL)评估

在心脏康复的临床工作中,间接评定法更为实用。基本的 ADL 由饮食、更衣、仪表、如厕、洗澡等身边的动作项目和起居、转移、步行等移动动作项目组成,代表性评价方法有 Barthel Index(BI)评定量表,目前我们已在围术期心脏康复

评估中使用。Barthel Index(BI)评定量表,将各项得分相加即为总分。0 = 生活自理:100 分,日常生活活动能力良好,不需他人帮助;1= 轻度功能障碍:61~99 分,能独立完成部分日常活动,但需一定帮助;2= 中度功能障碍:41~60 分,需要极大帮助才能完成日常生活活动;3= 重度功能障碍:≤40 分, 大部分日常生活活动不能完成或完全需人照料。

Barthel 指数评定里表

(1)评定内容

项目	完全独立	需部分帮助	需级大帮助	完全依赖
1. 进食	10	5	0	—
2. 洗澡	5	0	—	—
3. 修饰	5	0	—	—
4. 穿衣	10	5	0	—
5. 控制大便	10	5	0	—
6. 控制小便	10	5	0	—
7. 如厕	10	5	0	—
8. 床椅转移	15	10	5	0
9. 平地行走	15	10	5	0
10. 上下楼梯	10	5	0	—

(2)评定细则

1.进食:指用合适的餐具将食物由容器送到口中,包括用筷子、勺子或叉子取食物、对碗 / 碟的把持、咀嚼、吞咽等过程
 10 分:可独立进食(在合理的时间内独立进食准备好的食物)
  5 分:需部分帮助(前述某个步骤需要一定帮助)
  0 分:需极大帮助或完全依赖他人

2.洗澡:
 5 分:准备好洗澡水后,可自己独立完成
 0 分:在洗澡过程中需他人帮助

3.修饰:包括洗脸、刷牙、梳头、刮脸等。
 5 分:可自己独立完成
 0 分:需他人帮助

4.穿衣:包括穿 / 脱衣服、系扣子、拉拉链、穿 / 脱鞋袜、系鞋带等。
 10 分:可独立完成
  5 分:需部分帮助(能自己穿或脱,但需他们帮助整理衣物、系扣子、拉拉链、系鞋等)
  0 分:需极大帮助或完全依赖人

5.大便控制
 10 分:可控制大便
  5 分:偶尔失控
  0 分:完全失控

6.小便控制:
 10 分:可控制小便
 5 分:偶尔失控
 0 分:完全失控

7.如厕:包括擦净、整理衣裤、冲水等过程。
 10 分:可独立完成
 5 分:需部分帮助(需他人搀扶、需他们帮忙冲水或整理衣裤等)
 0 分:需极大帮助或完全依赖他人

8.床椅转移:
 15 分:可独立完成
 10 分:需部分帮助(需他人搀扶或使用拐杖)
  5 分:需极大帮助(较大程度上依赖他人搀扶和帮助)
  0 分:完全依赖他人

9.平地行走:
 15 分:可独立在平地上行走 45m
 10 分:需部分帮助(需他人搀扶或使用拐杖、助行器等辅助用具)
  5 分:需极大帮助(行走时较大程度上依赖他人搀扶,或坐在轮椅上自行在平地上移动)
  0 分:完全依赖他人

10.上下楼梯:
 10 分:可独立上下楼梯
  5 分:需部分帮助(需扶楼梯、他人搀扶,或使用拐杖等)
  0 分:需极大帮助或完全依赖他人

三、工具性 ADL(IADL)评估

IADL 是人们为了维持独立生活所进行的活动,包括使用电话、购物、做饭、洗衣、服药、理财、使用交通工具、处理突发事件,以及在社区内的休闲活动。IADL 与 BADL 相比较,其包含的项目会因研究对象的年龄和生活环境的有所不同,必要程度也会随之变化,所以很难设定具有广泛性的评价量表。常用的标准化 IADL 评定量表有工具性日常生活活动能力量表(IADL)、Frenchay 活动量表等。Frenchay 目前主要应用于脑卒中患者中,且由于该量表中有些项目对我国人群可能不适用,还需进行相应的修订。因此,目前这一量表在围术期心脏康复评估中不做推荐。

第八节 精神/心理功能检查

心理社会和行为因素,包括情绪(抑郁、焦虑、愤怒和压力)、人格(A 型、D 型和敌意)和社会支持,都与心血管疾病的发展和进展相关。精神心理的障碍对疾病状况会产生坏的影响并且会使疾病恶化,研究人员希望通过对精神和心理的治疗干预来降低心血管疾病的突发和复发,改善生活质量和预后。而且,心理治疗已被证明可以改善心脏病患者的生活质量和心理功能,不仅如此,心理因素也可以预测不良的心血管疾病预后。因此,在心脏康复项目实施时,进行精神和心理障碍的筛选检查很重要[14]。

一、精神心理评估

(一)精神心理状态评估的意义

抑郁症以显著而持久的心境低落为主要临床特征,在 CVD 患者中非常普遍,往往意味着心血管不良后果和医疗费用的增加。1/5 的 CHD 或心力衰竭患者患有抑郁症,这一患病率至少是一般人群的 3 倍。即使在考虑了客观测量的心脏功能之后,患有抑郁症状的 CHD 和心力衰竭患者更可能具有身体活动限制和较差的生活质量,伴有抑郁症状的 CVD 患者也具有较高的复发性心血管事件和死亡率风险。焦虑的特征是短暂的恐惧、不确定和对未来的担忧。最近,两项大型的前瞻性国家登记研究报告了焦虑与 CHD 事件之间的联系。在一项针对 49 321 名在服兵役前被评估焦虑的男性研究中,经过 37 年的随访后发现焦虑与突发 CHD 和 AMI 密切相关。另一项针对 25 895 名芬兰男性和女性的前瞻性队列研究报告称,在 7 年的随访中,焦虑与冠心病的突发风险升高之间存在显著关联[15]。因此,有必要对 CVD 患者进行精神心理状态评估,及时发现抑郁和焦虑患者,并进行必要的干预治疗,从而降低不良结局的风险。

(二)焦虑和抑郁量表的临床意义

在我们心脏康复科中，常用的量表为患者健康问卷 9 项（patient health questionnaire depression scale，PHQ-9）、广泛焦虑问卷 7 项（generalized anxiety disorder7- item scale，GAD-7)(见附件 3)，分别用于评估患者的抑郁和焦虑状况。这两个自评量表在心血管领域已经经过效度和信度检测,具有较好的阴性预测值,同时条目少,实施起来简单方便。在 PHQ-9 中,每个条目 0～3 分,总分就是将 9 个条目的分值相加，总分值范围 0～27 分:0～4 分表示没有抑郁症;5～9 分表示可能有轻微抑郁症;10～14 分表示可能有中度抑郁症;15～19 分表示可能有中重度抑郁症;20～27 分表示可能有重度抑郁症。在 GAD-7 中,每个条目 0～3 分,总分就是将 7 个条目的分值相加,总分值范围 0～21 分:0～4 分表示没有焦虑;5～9 分表示轻度焦虑;10～14 分中度焦虑;15～21 分重度焦虑。评估结果提示为轻度抑郁的患者可由医师对患者进行一些药物或非药物治疗，中度抑郁的患者可以请心脏心理医师或精神科医师会诊，重度抑郁的患者则需转诊精神科。

(三)焦虑和抑郁量表评估的临床应用

对我院于 2017 年 6 月至 2017 年 12 月择期进行 CABG 的 248 名患者,在入院后应用 PHQ-9 和 GAD-7 分别对患者的抑郁和焦虑状态进行评估，结果如图 4-8-1 和图 4-8-2 所示，择期进行 CABG 的女性患者抑郁和焦虑的比例均明显高于男性患者。

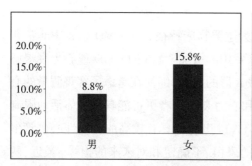

图 4-8-1　CABG 术前患者中抑郁患者所占比例

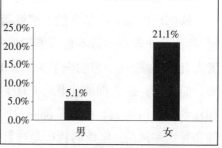

图 4-8-2　CABG术前患者中焦虑患者所占比例

在一项 CABG 术前抑郁风险模型开发研究中，对 1238 名 CABG 患者术前应用 PHQ-9 进行抑郁评估，并且收集了所有患者的临床数据以及人口统计学资料,应用多元回归分析术前抑郁的相关因素,发现女性、低年龄、低学历以及独居与术前抑郁独立相关。该研究认为了解这些风险因素有助于识别术前抑郁高风险患者,从而促进最佳治疗,改善术后结果。引自【Predictors of preoperative depressive risk in patients undergoing coronary artery bypass graft surgery】

一项澳大利亚研究纳入了 1046 名心力衰竭患者的数据来验证心力衰竭治疗 30 天再入院或死亡的预测模型,该模型包含了临床、社会人口学、经济状况、心理健康等数据,其中采用 PHQ-9 和 GAD-7 量表进行心理健康评估,最终验证了开发模型的有效性。引自【Validation of Predictive Score of 30-Day Hospital Readmission or Death in Patients With Heart Failure】

二、性格评估

(一)性格评估的意义

人的性格类型与躯体疾病的关系,在医学发展史上有过许多研究,早在 1935 年 Dnuha 就提出了一些疾病如冠心病、心律失常与性格特点密切相关的观点。其后 Firedman 等根据对患者的前瞻性研究,提出人类行为模式的理论,认为 A 型性格与 CHD 有密切联系。A 型行为模式表现为有闯劲、雄心勃勃、争强好胜、有时间紧迫感、性格急躁和难于克制等性格特点。A 型行为模式与 CHD 的发生和结局有关,A 型性格患者更容易发生心血管不良事件,可引起心肌梗死,降低室性心律失常的阈值,这都增加了心脏猝死的风险[16]。但是随着研究的不断增加,现有证据是相互矛盾的。一项最新研究中纳入了 9921 名受试者,并对该人群进行了 37 年随访,研究发现地女性中 A 型行为模式与全因死亡率、CVD 死亡率和缺血性心脏病死亡率呈正相关,但在男性中,CVD 死亡率与 A 型行为模式呈负相关[17]。此外,Harunobu 等为了探究 A 型行为模式对患者康复的影响,对 57 名住在综合康复中心的患者进行了研究,结果发现,A 型行为模式患者住院时间短于非 A 型行为模式患者[18]。由此看来,A 型性格对 CVD 患者的影响是确定的,但其利弊还有待进一步研究(见图 4-8-3)。

(二)A 型行为类型量表的临床意义

在我院采用的是日本前田聪版 1985 年发型的行为模式评价简易问答法《A 型性格自我检测表》(见附件 4)。该检测量表共包含 12 问,每个问题按 0～2 等级计分,总分 24 分,17 分以上即判定为 A 型性格。

(三)A 型行为模式评估的临床应用

在我院于 2017 年 6 月至 2017 年 12 月对 248 名择期进行 CABG 的患者,入院后应用《A 型性格自我检测表》进行 A 型行为模式评估,发现无论男性还是女性,近 1/4 的患者出现 A 型行为模式(见图 4-8-4)。

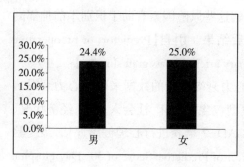

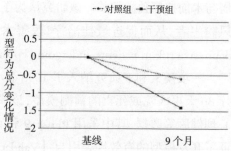

图 4-8-3　CABG 术前患者中的 A 型性格
患者所占比例

图 4-8-4　干预组与对照组 A 型行为模式
随时间改变情况

此外，一项随机对照试验研究了短期干预对 CAD 患者 A 型行为改变的影响。在该研究中，将 AMI 或 CABG 患者随机分配到干预组(n = 94)或对照组(n = 90)，干预组进行 8 周的多风险因素管理训练，对照组进行常规护理。干预前、干预后以及干预后 9 个月评估患者的 A 型行为模式。研究发现，短期的多风险因素管理干预可以改变患者的 A 型行为模式，结果见图 4-8-4。

第九节　生活质量评估

一、生活质量评估的意义

1993 年，WHO 生存质量研究组将生活质量(quality of life, QOL)定义为不同文化和价值体系中的个体对与他们的生活目标、期望、标准，以及所关心事物相关的生活状态的体验。该定义强调：① QOL 主要是个体的主观体验，用来测评个体对其躯体、心理和社会适应状态的满意度；② QOL 是与被测对象的目标、期望、标准，以及所关心的事情有关，是一个随个体变异的相对标准；③生命质量是与被测对象所处的文化价值体系和社会标准密切相关。

20 世纪 90 年代，世界卫生组织已明确将改善患者的 QOL 作为疾病治疗的重要结果和指标，并且，许多国家的医疗管理当局已将患者 QOL 的改善纳入临床医疗的关键。CVD 不仅使患者生活成本增加，生存质量(QOL)下降[19]，同时也使他们直接或间接地产生焦虑、抑郁等心理疾病，使得患者从心理上对恢复健康失去信心，从而延长 CVD 的恢复进程及平均住院时间[20]。此外，QOL 在患者以及医生对心脏手术的态度中起着主要作用。传统上，心脏手术主要寻求缓解症状和提高生存率。然而，这些改进并不一定能转化为更好的 QOL。最近的研究也在强调，QOL 应是心脏手术术后患者健康的一个重要指标。Tabes 等评估高危患者在心脏手术术前和术后 12 个月 QOL 的研究发现,对高危患者进行心脏手术可明显促进其 QOL 的不同方面[21]。因此,正确评估患者的 QOL 水平,并针对患者的 QOL 情况进行改善也应该是 CABG 围术期心脏康复的一项重要内容。

二、生活质量评估量表的临床意义

临床上评估 CVD 患者 QOL 的量表有:AQOL-4D(the assessment of quality of life)、EQ-5D(EuroQOL)、MOS(medical outcomes study)SF-36、NHP(nottingham healthprofile)、WHOQOL、MLHF(Minnesota living with heartfailure)、Vascular QOL 等量表。目前我国临床上常用的 QOL 量表有 EQ-5D 和 SF-36 量表。在"泰心"CABG 围术期的心脏康复评估中应用的是 SF-36 量表(见图 4-9-1),该量表是美国波士顿健康研究所研制开发的一个普适性测定量表,包含躯体功能、躯体角色、机体疼痛、总体健康状况、活力、社会功能、情绪角色和心理卫生 8 个领域。

SF-36 计分方法:

(1)基本步骤:第一步,量表条目编码;第二步,量表条目计分;第三步,量表健康状况各个方面计分及得分换算。得分换算的基本公式为:换算得分=(实际得分-该方面的可能最低得分)÷该方面的可能最高得分与最低得分之差×100。

(2)关于缺失值的处理:有时应答者没有完全回答量表中所有的问题条目,我们把没有答案的问题条目视为缺失。我们建议在健康状况的各个方面所包含的多个问题条目中,如果应答者回答了至少一半的问题条目,就应该计算该方面的得分。缺失条目的得分用其所属方面的平均分代替。

(3)健康状况各方面得分及换算(见附件 5)。

三、生活质量评估量表的临床应用

一项来自于德国的 CABG 与生活质量关系的研究显示,可以通过健康生活质量评估来衡量 CABG 患者的预期效益。在该研究中,共计纳入了 142 名 CABG 患者,分别于术前 2 天、术后 10 天以及术后 1 年对患者进行健康生活质量评估。研究结果发现,虽然 CABG 术后 10 天的生活质量比术前 2 天略微降低,但是 1 年后的生活质量明显得到改善。与未进行 CABG 的心绞痛或心肌梗死患者相比,更接近于正常人群的生活质量。【引自 Health-related quality of life two days before, ten days and one year after coronary artery bypass graft surgery】

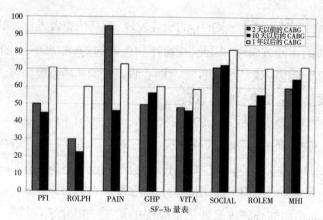

图4-9-1　3个测量时间点的SF-36评估结果

注:PFI:身体功能指数;ROLPH:角色-物理指数;PAIN:身体疼痛指数;GHP:一般健康知觉指数;VITAL:活力指数;SOCIEY:社会功能指数;ROLEM:角色-情绪指数;MHI:心理健康指数。

第十节　认知功能评估

一、认知功能评估的意义

认知功能障碍就是已经发展的智能产生了障碍,包括记忆障碍、定向力障碍、注意或集中力下降、视觉空间功能下降、交流障碍等。王晓楠等在评价心血管危险因素及其严重程度与认知功能的相关性研究中发现,健康人群心血管因素与认知功能存在负相关,危险因素的项目越多,程度越重,Framingham危险评分积分值越高,认知功能水平越低[22]。目前越来越多的研究证实,冠心病与认知功能减退相关,并且患者认知功能下降速度更快[23]。Weinstein G等发现冠心病患者心绞痛程度与其认知功能下降相关[24]。此外,术后认知功能障碍是CABG术后最常见的并发症之一,由于CABG手术时间较长,对患者的创伤较大,术后认知功能障碍的发生率可达35%~50%,它使得个体护理时间延长、住院费用增加,给医院、家庭和社会带来沉重负担。因此,术前对患者进行认知功能筛查,术后早期发现并采取相应措施进行干预,能够有效避免认知功能障碍的发生,是患者心脏康复的一个重要环节。

二、认知功能评估量表的临床意义

目前,国内外应用较广的认知功能评估工具有:Mattis痴呆评估量表、简易精神状态评估量表(DRS),阿尔兹海默病评估量表认知部分(ADAS cop),蒙特利尔认知评估量表(MocA),血管性痴呆评估量表(Vascular dementia ascssment scale-cog, VaDAS-cot)以及简易精神状态量表(MMSE)。国内冠心病与认知功能障碍相关性研究多用 MMSE 量表,这也是目前"泰心"医院心脏康复中应用的认知功能评估量表(见附件6),该认知筛查量表在国内外应用较为广泛,包括以下 7 个方面:时间定向力、地点定向力、即刻记忆、注意力及计算力、延迟记忆、语言、视空间,共 30 项题目,每项回答正确得 1 分,回答错误或答不知道评 0 分。测验成绩与文化水平密切相关,正常界值划分标准为:文盲 >17 分,小学 >20 分,初中及以上 >24 分。MMSE 量表最高得分为 30 分,分数在 27～30 分为正常,分数 <27 为认知功能障碍。痴呆严重程度分级方法:轻度,MMSE 21～26 分;中度,MMSE 10～20 分;重度,MMSE≤9 分。

三、认知功能评估量表的临床应用

在一项瑞典的研究中,为了确定进行 CABG 患者出现谵妄的危险因素,在术前,对 107 例 60 岁以上的患者采用 MMSE 量表进行了认知功能评估,发现 25 例(23.4%)于术后发生谵妄。谵妄组与正常组在年龄、性别、合并症、药物以及围术期参数等变量中均无统计学差异,但术前记忆减退以及 MMSE 得分较低患者术后出现谵妄的风险增加。并且,与正常组相比,谵妄组术后的 MMSE 得分也明显下降。该研究认为,认知评估应纳入 CABG 患者的术前评估中(见图 4-10-1)。【引自 Pre-operative mild cognitive dysfunction predicts risk for post-operative delirium after elective cardiac surgery】

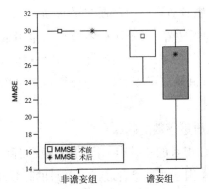

图4-10-1　非谵妄组与谵妄组术前术后
MMSE 得分比较

第十一节　睡眠质量评估

一、睡眠质量评估的意义

睡眠越来越被广泛认为是促进健康的重要生活方式因素。随着现代都市的生活节奏加快,越来越多的人出现精神紧张、过度疲劳及失眠,这些都是心血管疾病急性发病的诱因。并且,越来越多的研究发现,睡眠时间过短或过长以及质量低均是心血管事件的重要危险因素,睡眠与高血压、冠心病、心力衰竭等有着较强的关联性。Sharma 等研究发现,短时间睡眠和睡眠质量差是冠心病发病的独立危险因素,总睡眠时间<6h 以及睡眠质量差的患者所患 CHD 的风险分别是正常人群的 3.8 倍和 16.6 倍[25]。Sands-Lincoln 等研究显示,与适当睡眠时间(7~8h)相比,短时间睡眠(≤5h)和长睡眠时间(≥10h)均会增加冠心病的发生率,其风险比分别为 1.25 和 1.43,睡眠质量差的风险比为 1.38。阻塞性睡眠呼吸暂停(OSA)是引起睡眠障碍的常见原因之一,大约会影响 15% 的老年人口,其中又以阻塞性睡眠呼吸暂停低通气综合征(OSAHS)最为常见,所占比例为 80%~90%。OSAHS 是 CHD 的独立危险因素,其严重程度越高,心血管功能受损和结构异常的发生率就越高。Peker 等报道称,约有 30% 的 OSAHS 患者有急性冠状动脉综合征。睡眠呼吸暂停低通气指数(AHI)表示睡眠呼吸暂停的严重程度,是预测冠心病死亡的独立预测指标。当每小时 AHI>5 就会使心血管事件的危险性增加,而 AHI>20 就与冠心病有独立相关性[26]。普通冠心病患者和 OSAHS 合并冠心病患者相比,两者进行 CABG 术后的近期预后无明显差别,但远期的心血管事件发生率后者高达 35%[27]。因此,在心脏康复中重视睡眠对 CVD 患者的影响和作用具有重要意义。

通过问诊了解患者对自己睡眠质量的评价,通过他人了解患者的睡眠状态,是否存在睡眠呼吸暂停,采用匹兹堡睡眠质量指数(PSQI)客观评价患者的睡眠质量;对高度怀疑有 OSA 的患者采用多导睡眠监测仪或便携式睡眠呼吸暂停测定仪了解患者夜间缺氧程度、睡眠呼吸暂停时间及次数,中度和重度睡眠呼吸暂停的患者则需要治疗。

二、匹兹堡睡眠质量指数的临床意义

在围术期 CABG 患者的心脏康复评估中,我们目前主要使用 PSQI 评估患者的睡眠状况。PSQI 用于评定患者最近 1 个月的睡眠质量,由 19 个自评和 5 个他评条目构成,其中第 19 个自评条目和 5 个他评条目不参与计分,在此仅介绍参与计分的 18 个自评条目。18 个条目组成 7 个成分,每个成分按 0~3 等级计分,累积各成分得分为 PSQI 总分,总分范围为 0~21,得分越高,表示睡眠质量越差。0~5 分表示睡眠质量很好,6~10 分表示睡眠质量尚可,11~15 分表示睡眠质量一般,16~21 分表示睡眠质量很差。各成分含意及计分方法如下(见附件 7)。

1. A 睡眠质量

根据条目 6 的应答计分为较好计 1 分,较差计 2 分,很差计 3 分。

2. B 入睡时间

(1)条目 2 的计分为≤15 分计 0 分,16～30 分计 1 分,31～60 计 2 分,≥ 60 分计 3 分。

(2)条目 5a 的计分为无计 0 分,<1 周 / 次计 1 分,1～2 周 / 次计 2 分,≥3 周 / 次计 3 分。

(3)累加条目 2 和 5a 的计分,若累加分为 0 计 0 分,1～2 计 1 分,3～4 计 2 分,5～6 计 3 分。

3. C 睡眠时间

根据条目 4 的应答计分为 >7 小时计 0 分,6～7 计 1 分,5～6 计 2 分,<5 小时计 3 分。

4. D 睡眠效率

(1)床上时间 = 条目 3(起床时间)− 条目 1(上床时间)。

(2)睡眠效率 = 条目 4(睡眠时间)÷ 床上时间 × 100%。

(3)成分 D 计分为睡眠效率 > 85% 计 0 分,75%～84% 计 1 分,65%～74% 计 2 分,< 65% 计 3 分。

5. E 睡眠障碍

根据条目 5b 至 5j 的计分为无计 0 分,<1 周 / 次计 1 分,1～2 周 / 次计 2 分,≥3 周 / 次计 3 分。累加条目 5b 至 5j 的计分,若累加分为 0 则成分 E 计 0 分,1～9 计 1 分,10～18 计 2 分,19～27 计 3 分。

6. F 催眠药物

根据条目 7 的应答计分为无计 0 分,<1 周 / 次计 1 分,1～2 周 / 次计 2 分,≥3 周 / 次计 3 分。

7. G 日间功能障碍

(1)根据条目 7 的应答计分为无计 0 分,<1 周 / 次计 1 分,1～2 周 / 次计 2 分,≥3 周 / 次计 3 分。

(2)根据条目 7 的应答计分为没有计 0 分,偶尔有计 1 分,有时有计 2 分,经常有计 3 分。

(3)累加条目 8 和 9 的得分,若累加分为 0 则成分 G 计 0 分,1～2 计 1 分,3～4 计 2 分,5～6 计 3 分。

8. PSQI 总分 = 成分 A + 成分 B + 成分 C+ 成分 D + 成分 E+ 成分 F + 成分 G

三、匹兹堡睡眠质量指数的临床应用

对我院于 2017 年 6 月至 2017 年 12 月择期进行 CABG 的 248 名患者,在入院后采用 PSQI 进行术前睡眠质量的评估,发现男性中近 1/5,女性中近 1/3 出现睡眠质量较差的情况。

此外,在一项 2015 年中国台湾的研究中,对 87 名 CABG 术后患者分别于术后 1 周和 1 个月应用 PSQI 进行睡眠质量评估,发现大多数参与者在住院后 1 周(82.8%)和 1 个月(66.7%)的睡眠质量较差(结果见表 4-11-1)。该研究鼓励心脏康复医师对 CABG 患者进行睡眠评估,并为他们提供适当的管理策略以改善睡眠。

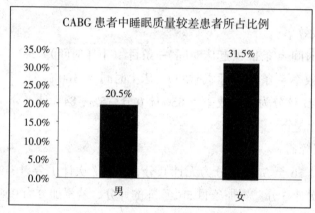

图 4-11-1 CABG 患者睡眠情况

表 4-11-1 CABG 术后 1 周和 1 个月睡眠质量评估

变量	1 周	1 个月	P-value
主观睡眠质量	2.05±0.95	1.38±0.96	<.001
入睡时间	1.9±1.16	1.43±1.19	<.001
睡眠时间	1.74±1.27	1.14±1.14	<.001
睡眠效率	2.07±1.15	1.67±1.13	<.001
睡眠障碍	1.44±0.56	1.18±0.42	<.001
日间功能紊乱	2.36±0.90	1.64±0.90	<.001
睡眠药物使用	0.92±1.36	0.66±1.11	0.020
PSQI 评分	12.39±5.26	9.09±5.12	<.001

引自【Sleep Quality and Emotional Correlates in Taiwanese Coronary Artery Bypass Graft Patients 1 Week and 1 Month after Hospital Discharge: A Repeated Descriptive Correlational Study】

第十二节　营养状态评估

一、营养状态评估的意义

营养状态与食物的摄入、消化、吸收和代谢密切相关,其好坏可作为鉴定健康和疾病程度的标准之一。由于全球平均寿命延长,与高龄相关的心血管疾病发病率升高,接受心脏手术的老年患者的数量正在逐渐增长。营养不良已被认为是一种老年综合征,并且营养不良和心脏病之间的相关性已引起热议。目前,筛查患者营养状况的评估量表包括简易营养状态评估表(MNA)和 GNRI(GNRI),但还没有特异性评估心血管疾病患者营养状态的方法。据报道,10%～25%接受心脏手术的患者营养状态不佳。并且,研究表明,术前营养状态可反映围术期患者的身体功能,术前营养状况不佳可能是心脏手术患者术后康复进程减慢的独立预测因素,且与并发症发生率和死亡率升高有关。因此,术前营养状态评估对进行心脏外科手术的患者是很有必要的,对确定营养不良的患者需采取营养支持以改善预后。

二、营养状态评估的临床意义

在 CABG 围术期心脏康复评估中,我们目前使用 MNA 评估患者的营养状态(见附件 8)。MNA 是一种评价老年人营养状况的简单快速方法,已有研究证实该方法与传统的人体营养评定方法及人体组成评定方法有良好的线性相关性,并已被很多国内外研究采用。MNA 评价内容包括:①人体测量:包括身高、体重及体重丧失;②整体评定:包括生活类型、医疗及疾病状况;③膳食问卷:食欲、食物数量、餐饮、营养素摄入量、有无摄食障碍等;④主观评定:对健康及营养状况的自我监测等 18 项内容。各项评分相加即为 MNA 总分,MNA≥24 表示营养状况良好,17≤MNA<24 表示存在发生营养不良的危险,MNA<17 表示有确定的营养不良。

三、营养状态评估的临床应用

为了确定营养状态对 CABG 术后健康结果的影响,一项美国研究招募了 20 名年龄≥65 岁的准备接受心脏手术(CABG 或 CABG+换瓣)的社区居民进行这个预期的纵向研究(术前和出院后 4～6 周)。在该研究中,使用 MNA 量表评估患者的营养状况。结果发现,术前 42.9%的患者存在营养不良的风险,术后这一比例增加到 57.1%,术前 MNA 评分较低的患者术后出现并发症、再入院风险较高。该研究认为,术前预先存在营养不良会与术后不良后果相关。

第十三节　尼古丁依赖评估

一、烟草依赖综合征的定义与评估意义

1998 年,世界卫生组织正式将烟草依赖作为一种慢性高复发性疾病列入国际疾病分类 ICD-10。按照世界卫生组织国际疾病分类 ICD-10 诊断标准,在过去一年内体验过或表现出下列 6 条中的至少 3 条可确诊烟草依赖综合征:①对吸烟的强烈渴望或冲动感;②对吸烟行为的开始、结束及剂量难以控制:③当吸烟被终止或减少时出现生理戒断状态;④耐受性增加,必须使用较高剂量的烟草才能获得过去较低剂量的效应;⑤因吸烟逐渐忽视其他的快乐或兴趣,在获取、使用烟草或从其作用中恢复过来所花费的时间逐渐增加;⑥坚持吸烟,不顾其明显的危害性后果,如过度吸烟引起相关疾病后仍然继续吸烟。核心特征是患者明确知道自己的行为有害却无法自控。

目前全世界约有 10 亿男性和 2.5 亿女性使用烟草,而且消费量正在增加。长期吸烟者中约有一半死于与烟草有关的疾病,而且,心脏疾病是吸烟者中死亡的首要原因。顾东风等在一项囊括了 169 871 名 40 岁以上的中国人的前瞻性队列研究中发现,与不吸烟者相比,吸烟者因冠心病死亡的风险较不吸烟者增高,且死亡风险随吸烟年数的增加而增加。戒烟对心血管健康有立竿见影的益处,可使冠状动脉疾病的复发风险在 3 年内降至非吸烟者的水平,并可在 3～5 年内将心脏病发作后的死亡率降低一半。

二、尼古丁依赖量表的临床意义

烟草依赖程度可根据国际通用的尼古丁依赖量表(FTND)得分来确定(见附件 9)。该量表分值范围 0～10 分,不同分值代表依赖程度分别是:0～3 分为轻度依赖;4～6 分为中度依赖;≥7 分提示高度依赖。其中"晨起后 5 分钟内吸第一支烟是烟草依赖最有效的判断方法。"当 FTND≥4 分时,提示戒烟过程中容易出现戒断症状,并且容易复吸,强烈提示需要戒烟药物辅助治疗及持续心理支持治疗。

三、尼古丁依赖量表的临床应用

我院于 2017 年 6 月至 2017 年 12 月择期进行 CABG 的 248 名患者中,男性吸烟率为 51.7%,女性吸烟率为 17.6%。对吸烟以及戒烟时间 <6 个月的患者进行尼古丁依赖程度评估发现,有一半患者属于尼古丁中度依赖,将近 25% 的患者属于尼古丁重度依赖,70% 以上的患者需要戒烟药物辅助治疗,如图 4-13-1 所示。

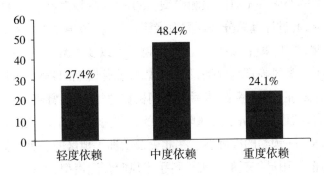

图 4-13-1 尼古丁依赖量表

第十四节 手术风险评估

手术风险评估是指用国际上权威的数学模型来预测患者术后不良事件的发生率、手术死亡率等。CABG 属于有创治疗方式,创伤可能导致患者身体功能逐渐恶化,甚至可能会使重要器官功能出现衰竭问题,违背了手术初衷。此外,CABG 手术高风险、高额医疗消费,使得医疗保险部门、医疗机构、临床医师、患者及家属都希望在术前能获得较为可靠的风险评估,所以术前应该全面评估 CABG 手术所面临的风险。风险评估模型不仅可以区分患者疾病的严重程度,还可以协助心外科临床医生要根据患者的个体特征来选择最佳的临床策略,帮助心脏康复医师指导术前以及术后康复治疗方案,尽量减少 CABG 术后的并发症的发生率以及死亡率。

目前国内外研究中比较常用的手术风险预测模型有 3 种,即欧洲心脏手术风险预测法(the European System for Cardiac Operative Risk Evaluation,EuroSCORE)、美国胸外科医师协会心脏手术风险预测法(the Society of Th oracic Surgeons Score,STS Score)以及中国冠状动脉旁路移植术风险预测法(Sino System for Coronary Operative Risk Evaluation,SinoSCORE)。EuroSCORE 这种预测方法是 1999 年被研究出来的,利用评估 17 项和患者死亡率存在联系的高危因素的方法,能够直接计算出实施心脏手术患者的具体手术死亡率。2007 年欧洲心脏病学会(ESC)指南中,EuroSCORE 被推荐为临床评估心脏外科手术风险的首选方法。2012 年研究小组再次更新 EuroSCORE 病例数据库,提出 EuroSCORE Ⅱ,并且提供在线评分方式(http://www.euroscore.org/calc.html)。

STS Score 是美国胸外科医师协会(STS)建立用来预测心脏外科手术死亡率

及并发症发生率的心脏手术风险预测模型。STS Score 模型筛选出 42 项危险因素并赋予量化值,通过计算总分来预测患者手术风险。该模型将成人心脏外科手术进行分类预测,按照单纯 CABG、心脏瓣膜手术以及 CABG 合并心脏瓣膜等手术类型细分了 7 类风险预测模型,不仅可以预测住院期间死亡率风险,还可以预测神经系统并发症、伤口感染、术后长时间机械通气时间、肾衰竭、再次手术等并发症的发生率,细化了心脏手术风险预测的具体内容,对临床工作具有较好的指导作用。STS Score 预测的准确性已在北美及欧洲等地区的心脏外科诊疗中心得到证实,是目前使用最广泛的心脏外科手术风险预测模型之一,并且提供了在线评分方式(http://risk-calc.sts.org/STSWebRiskCalc273/de.aspx)。2015 年 6 月,STS 数据库发布了 2.73 版,并且提出并验证新的危险因素变量与手术死亡率密切相关。

SinoSCORE 是我国心血管外科注册研究协作组通过中国最新的临床数据,研究得出的比较适合中国人群的首个心脏外科手术危险因素评估系统模型和在线评分系统(http://www.cvs-china.com/sino.asp),主要用来评估中国 CABG 患者的手术风险。SinoSCORE 模型推出后许多医疗中心都开展了相关的回顾性研究,结果显示 SinoSCORE 适用于我国患者冠状动脉旁路移植术风险预测。但现阶段 SinoSCORE 依然处于测试阶段,相关预测危险因素有待进一步的完善(见表 4-14-1)。

虽然以上 3 种预测模型在中国人群手术风险方面的预测研究已经展开,但从相关研究结果来看,其预测结果尚不能令人满意,表 4-14-2 列举了这 3 种预测模型在国内心脏康复中的应用情况。这些风险预测法在校准度以及识别度上依然有一些缺点和问题,比如 EuroSCOR 的构建主要依据的是 20 多年前的相关数据库。可是,随着心脏手术实际技术水平和相关处理能力的不断提高,这些预测方法最后获得的风险预测结果将出现一定的偏差。同时,研究终点一般是术后 30 天内的死亡,以前相关文献已经表明,CABG 术后患者死亡事件极有可能出现较晚,有的甚至等到术后 3 个月才发生。因为地域差异、种族差异、职业差异、生活方式差异等因素,STS score 以及 EuroSCORE 等无法对中国患者具体心脏手术风险进行有效预测。此外,SinoSCORE 评分系统所使用的数据库主要是从我国北方获得的,其可否有效预测中国其他区域心脏手术患者所面临的手术风险依然需要进一步的研究[28]。因此,在未来的发展过程中,应该不断调整那些陈旧心脏手术的相关风险预测方法,从而使其和实际临床需求相适应。同时,还

表 4-14-1 　SinoSCORE 评分危险因素及其系数

危险因素	定义	分数
年龄	按最后一次生日计算	
65~69 岁		3
70~74 岁		5
≥75 岁		6
体重指数≥24 kg/m²		–2
体重指数<18 kg/m²		5
慢性肾衰竭史	既往有肾衰竭病史或血肌酐>176μmol/L	6
外周血管病史	间歇性跛行，颈动脉闭塞或狭窄≥50%，准备或已行腹主动脉、颈动脉、肢体动脉支架术	5
慢性阻塞性肺疾病	长期使用支气管扩张剂或皮质醇激素治疗肺部疾病。1秒钟用力呼气容积/用力肺活量<0.7	4
纽约心脏病学会（NHYA）心功能分数		
Ⅲ级		3
Ⅳ级		7
心脏相关因素		
术前心房扑动或心房颤动	术前 2 周内心脏彩超评价	2
左心室射血分数<50%		4
术前危机状态	术前心源性体克、心室扑动或心室颤动，术前使用主动脉内球囊扩张术	4
手术相关因素		
非择期手术		5
合并瓣膜手术	CABG 合并任何瓣膜手术	4

应该对新发现的相关独立危险因素(例如虚弱测试)进行综合考虑,从而有效增加心脏手术风险最终预测结果所具有的校准度以及识别度。

表 4-14-2　3 种手术风险预测模型在中国的应用情况

研究机构	研究对象	研究结果
中国心血管外科注册登记研究协作组	9445 例 65 岁以上的包括行 GABG 手术在内的患者	SinoSCORE 可以用来预测老年心脏外科手术患者院内死亡
广东心血管病研究所	2463 例接受 CABG 手术患者	SinoSCORE 可用来预测广东省心脏外科手术患者院内死亡
华西医院	2088 例行 CABG 手术患者	SinoSCORE 对中国西南地区成人心脏手术后院内死亡风险的预测虽高估风险,但仍适用
北京大学人民医院	234 例行 CABG 手术患者	SinoSCORE 有预测 CABG 患者生活质量的价值
宁夏医科大学总医院	523 例行 CABG 手术患者	SinoSCORE 能够为 CABG 手术风险评估提供指导
天津胸科医院	1103 例 CABG 手术患者	SinoSCORE 对 CABG 患者术后早期死亡率及术后低心排血量综合征等并发症有良好预测能力
第二军医大学长海医院	2098 例行瓣膜外科治疗患者	SinoSCORE 对瓣膜手术有较好的预测能力
中国心血管外科注册登记研究协作组	9248 例行 CABG 手术患者	EuroSCORE 不适合预测中国 CABG 患者手术风险
上海交大仁济医院	比较 SinoSCORE 和 EuroSCORE 两种模型对 1530 例行非体外循环下冠脉旁路移植术患者院内死亡率预测	SinoSCORE 的预测校准度和准确率明显高于 EuroSCORE
南京医大附一医院	比较 SinoSCORE 和 EuroSCORE 两种模型对 610 例行 CABG 手术患者院内死亡率预测	SinoSCORE 对老年 CABG 术后患者死亡率预测优于 EuroSCORE2
阜外医院	1559 例单纯 CABG 手术患者	STS Score、EuroSCORE 两种模型预测识别度均不佳

第十五节　其他

一、年龄、性别

近年来,虽然手术技术和围术期的管理在不断进步,但仍有一些特定人群并不适合接受手术。

(一)年龄

目前,老年人在心外科手术中所占的比例逐年上升。与以往相比,这无疑会增加心血管外科手术的风险。据报道,年龄超过 80 岁是术后死亡和并发症发生的危险因素。在老年人中,常患有脑血管疾病和骨关节炎等合并症,鉴于虚弱和肌肉衰减综合征的病例也很多,所以对于术后康复治疗的延迟是必须要注意的。另一方面, 近年来以 fast track recovery 作为基础的术后管理, 能够使术前 ADL 能力较好的老年人对术后康复治疗适应性更佳。

(二)性别

与男性相比,女性被认为是心血管外科手术的高危因素。因为进行心外科手术的女性患者的年龄普遍比男性大, 同时伴有较多的合并症。然而, ACC (American College of Cardiology)/AHA(American Heart Association)的心脏手术指南中总结发现冠状动脉术后患者的院内死亡率、术后并发症发生率及长期生存率等多数风险因素与患者的个体因素相关性更大。而且,在日本的各项准则中指出,目前还没有任何研究发现心血管外科手术风险和性别差异有关联,术后康复的进展以及术后的身体功能方面,不同性别之间也没有明显的差异。

二、生活背景、社会背景

现今,老年人接受心脏外科手术的数量日益增加,术前充分了解患者的生活背景及社会背景,对患者出院后的治疗调整非常重要,而且,生活背景和社会背景因素(如独居、文盲、既往工作性质、家庭收入等)对心血管疾病的患病具有一定的影响。有研究表明,日本独居者出现心血管事件和死亡风险比非独居者高约 30%[29]。一项观察中国城乡地区家庭收入与心血管疾病关联的研究显示,低收入地区与农村地区的心血管疾病患病率最高, 而且这些发现还可用受教育程度来解释[30]。因此,对生活背景及社会背景的评估可了解患者术后对社会支持的需求程度。

参考文献

[1] Roger VL, Go AS, Lloyd-Jones DM, et al. Executive summary: heart disease and stroke statistics 2012 update: a report from the American Heart Association. Circulation. 2012;125:188-97.

[2] Li Y, Wang H, Wang K, et al. Optimal body fat percentage cut-off values for identifying cardiovascular risk factors in Mongolian and Han adults: a population-based cross-sectional study in Inner Mongolia, China. BMJ open. 2017;7:e014675.

[3] Magnussen CG, Schmidt MD, Dwyer T, et al. Muscular fitness and clustered cardiovascular disease risk in Australian youth. European journal of applied physiology. 2012;112:3167-71.

[4] Leong DP, Teo KK. Predicting cardiovascular disease from handgrip strength: the potential clinical implications. Expert review of cardiovascular therapy. 2015;13:1277-9.

[5] Izawa KP, Watanabe S, Oka K. Muscle strength of male inpatients with heart failure with reduced versus preserved ejection fraction. International journal of cardiology. 2014;172:e228-9.

[6] Wolf MM, Varigos GA, Hunt D, et al. Sinus arrhythmia in acute myocardial infarction. The Medical journal of Australia. 1978;2:52-3.

[7] 邹小兰, 王建榜. 心率变异性的临床应用进展. 世界最新医学信息文摘, 2018;18:117-8+21.

[8] Schuster AK, Fischer JE, Thayer JF, et al. Decreased heart rate variability correlates to increased cardiovascular risk. International journal of cardiology. 2016;203:728-30.

[9] Thayer JF, Yamamoto SS, Brosschot JF. The relationship of autonomic imbalance, heart rate variability and cardiovascular disease risk factors. International journal of cardiology. 2010;141: 122-31.

[10] Compostella L, Nicola R, Tiziana S, et al. Autonomic dysfunction predicts poor physical improvement after cardiac rehabilitation in patients with heart failure. Research in cardiovascular medicine. 2014;3:e25237.

[11] Ross R, Blair SN, Arena R, et al. Importance of Assessing Cardiorespiratory Fitness in Clinical Practice: A Case for Fitness as a Clinical Vital Sign: A Scientific Statement From the American Heart Association. Circulation. 2016;134:e653-e99.

[12] Rostagno C, Olivo G, Comeglio M, et al. Prognostic value of 6-minute walk corridor test in patients with mild to moderate heart failure: comparison with other methods of functional evaluation. European journal of heart failure. 2003;5:247-52.

[13] Ghashghaei FE, Sadeghi M, Marandi SM, et al. Exercise-based cardiac rehabilitation improves hemodynamic responses after coronary artery bypass graft surgery. ARYA atherosclerosis. 2012;7:151-6.

[14] Smith PJ, Blumenthal JA. [Psychiatric and behavioral aspects of cardiovascular disease: epidemiology, mechanisms, and treatment]. Revista espanola de cardiologia. 2011;64:924-33.

[15] Cohen BE, Edmondson D, Kronish IM. State of the Art Review: Depression, Stress, Anxiety, and Cardiovascular Disease. American journal of hypertension. 2015;28:1295-302.

[16] Allan R. John Hunter: early association of Type A behavior with cardiac mortality. The American journal of cardiology. 2014;114:148-50.

[17] Lohse T, Rohrmann S, Richard A, et al. Type A personality and mortality: Competitiveness but not speed is associated with increased risk. Atherosclerosis. 2017;262:19-24.

[18] Harunobu U, Yusuke N. Type A behavior pattern shortens length of stay in comprehensive rehabilitation units. Journal of physical therapy science. 2015;27:183-5.

[19] Pandya A, Gaziano TA, Weinstein MC, et al. More americans living longer with cardiovascular disease will increase costs while lowering quality of life. Health affairs (Project Hope). 2013;32:1706-14.

[20] Hulzebos EH, Helders PJ, Favie NJ, et al. Preoperative intensive inspiratory muscle training to prevent postoperative pulmonary complications in high-risk patients undergoing CABG surgery: a randomized clinical trial. Jama. 2006;296:1851-7.

[21] Tabesh H, Tafti HA, Ameri S, et al. Evaluation of quality of life after cardiac surgery in high-risk patients. The heart surgery forum. 2014;17:E277-81.

[22] Wang XN, Bai XJ, Liu J, et al. [Correlation of cardiovascular risk factors and cognitive function]. Zhonghua yi xue za zhi. 2013;93:2048-51.

[23] van de Vorst IE, Koek HL, de Vries R, et al. Effect of Vascular Risk Factors and Diseases on Mortality in Individuals with Dementia: A Systematic Review and Meta-Analysis. Journal of the American Geriatrics Society. 2016;64:37-46.

[24] Weinstein G, Goldbourt U, Tanne D. Angina pectoris severity among coronary heart disease patients is associated with subsequent cognitive impairment. Alzheimer disease and associated disorders. 2015;29:6-11.

[25] Sharma M, Sawhney JP, Panda S. Sleep quality and duration - potentially modifiable risk factors for Coronary Artery Disease? Indian heart journal. 2014;66:565-8.

[26] Peker Y, Kraiczi H, Hedner J, et al. An independent association between obstructive sleep apnoea and coronary artery disease. The European respiratory journal. 1999;14:179-84.

[27] Uchoa CHG, Danzi-Soares NJ, Nunes FS, et al. Impact of OSA on cardiovascular events after coronary artery bypass surgery. Chest. 2015;147:1352-60.

[28] 张蔚然, 张石江, 邵永丰. 心脏手术风险预测方法的研究进展. 中国胸心血管外科临床杂志, 2014;21:402-10.

[29] Kitamura T, Sakata Y, Nakatani D, et al. Living alone and risk of cardiovascular events following discharge after acute myocardial infarction in Japan. Journal of cardiology. 2013;62:257-62.

[30] Yan R, Li W, Yin L, et al. Cardiovascular Diseases and Risk-Factor Burden in Urban and Rural Communities in High-, Middle-, and Low-Income Regions of China: A Large Community-Based Epidemiological Study. Journal of the American Heart Association. 2017;6.

第五章　术前康复

第一节　术前康复的价值与意义

当患者选择择期心脏手术后，他们一般会被置入长达 2 个月的等候期，而"泰心"医院的术前等候期约为 1 周。虽然这个等候期相对安全合理，但一些研究者发现，处于等候期的患者易产生恐惧、焦虑等不良情绪，缺少身体活动且依从性较差，导致患者出现身体虚弱状态[1]。正如前面章节所述，全面的术前评估可以了解患者的术前状态，降低手术和麻醉风险。除此之外，我们应密切关注由评估所筛选出的功能状态低下人群，以全面有效的术前康复训练来提高患者的功能状态，促进患者术后恢复。术前康复训练，即术前心脏康复干预，一般包括药物处方、运动处方、营养处方、患者教育（危险因素管理和戒烟）、心理处方（含睡眠管理）以及术前宣教 6 个方面。在"泰心"医院的手术等候期间，康复医学科全体成员将对患者实施全面有效的术前康复干预，主要以术前运动干预为核心，辅以药物、心理、营养等多方面干预，力求提高患者的术前功能状态，减少患者的术后并发症。随着心脏康复的不断发展，越来越多的研究者表示术前功能状态是患者预后的决定性因素[2]。Sawatzky 等[1]认为，术前康复有益于患者的身心状态，缩短住院时长，促进患者回归社会。

对于患者而言，术前康复能够有效减少术后并发症，提高生活质量，降低术后疼痛和疲劳症状，从而缩短住院时长，加快术后恢复。在术前康复过程中，患者的积极参与是计划实施成功的前提。为了保证患者的参与度，我们为每位患者提供并填写病程日记。通过每日记录的方式，帮助患者发现自己每天的进步，鼓励患者踊跃参与。在为期至少 1 周的术前等候期内，在保证患者依从性的基础上，最大程度优化患者的术前功能状态。

对于医护人员而言，术前康复不仅使他们更加全面了解患者的术前状况，完成对患者从生理到心理、从生物医学到社会医学的多方面全程化和综合性的服务和关爱，还使他们能够和患者共同主导、参与整个医疗过程，双方主动、有效互动，更好地诠释对生命意义的尊重。除此之外，术前康复在医学经济方面亦具有一定程度的成本效益，能够降低患者个人和社会整体的经济成本。

总而言之,术前康复从药物处方、运动处方、营养处方、患者教育(危险因素管理和戒烟)、心理处方、术前宣教等 6 个方面对患者进行全方位的管理,这对医患关系改善、医疗体系建设、社会经济水平发展至关重要,一定程度上促进了患者和医护人员的沟通,建立了全方位多角度的康复治疗体系,并且减轻了个人及社会的经济负担,受到医学界的广泛关注。

第二节 药物处方

药物治疗是心脏手术术前管理的关键方法,需要通过用药或停药以降低手术并发症发生率。根据 2017 年欧洲心胸外科协会(EACTS)术前药物指南[3]进行如下总结。

一、术前抗血栓形成药物

(一)阿司匹林

阿司匹林(ASA)可用于治疗慢性心血管疾病,降低患者死亡率,但也会增加出血并发症的风险。一项随机对照试验显示,用 300mgASA 进行预处理的患者术后出血增加,但在 53 个月的随访期间重大心血管事件发生率较低。之前的一项荟萃研究也发现了相似的结果,每日接受 ASA<325mg 的患者出血量较少。为了防止出血过量,应在术前至少 5 天停药。

(二)双重抗血小板

双重抗血小板治疗(DAPT),即 ASA 和 P2Y12 受体抑制剂(氯吡格雷,替卡格雷和普拉格雷)比单纯使用 ASA 治疗更有助于降低急性冠脉综合征患者发生血栓并发症的风险,特别是接受经皮冠状动脉介入治疗的患者。大量研究表明,持续 DAPT 治疗直至手术,也会增加出血风险。因此,建议尽可能术前停用 P2Y12 受体抑制剂或推迟手术直到 DAPT 治疗结束。近期支架、搭桥患者或者未停用 P2Y12 受体抑制剂患者具有极高的血栓发生风险。当停用 P2Y12 受体抑制剂时,应继续应用 ASA 治疗直至手术。如果未停用相关药物,必须权衡术前出血或血栓并发症的风险情况。

(三)糖蛋白 IIb/IIIa 抑制剂

糖蛋白 IIb/IIIa 抑制剂(阿昔单抗,依替巴肽和替罗非班)不仅可与经皮冠状动脉介入治疗联合应用,也可用于口服 P2Y12 抑制剂的高危搭桥患者。术前停药的最佳时间主要根据药物代谢动力学,在停用阿昔单抗 24~48h 和停用依替巴肽、替罗非班 4~8h 后,血小板功能恢复。另外,其他临床研究表明,糖蛋白 IIb/I-IIa 抑制剂(包括阿昔单抗)于术前 4 小时停药即可。

(四)抗凝药物

对于机械人工心脏瓣膜、中度至重度二尖瓣狭窄、缺血性卒中、ACS 或肺栓塞患者,推荐使用口服抗凝药。根据搭桥患者的潜在缺血风险,选择应用普通肝素(UFH)或低分子肝素(LMWH)。UFH 只能在医院给药,而 LMWH 不需要入院和持续静脉输注, 因此, LMWH 更加实用和方便。若每天给予两次高浓度LMWH,应在术前>12 小时停药,UFH 推荐术前≥6 小时停药。若患者正在口服抗凝剂,即使患者病情紧急,也应推迟手术。

(五)其他抗血栓形成药物

接受维生素 K 拮抗剂(VKA)治疗的患者,应在术前 5 天停药,若未能适时停药,应给予凝血酶原复合浓缩物(25IU 因子 IX/kg),同时给予额外的 5mg 维生素 K_1(静脉、皮下或口服);对于接受非维生素 K 拮抗剂口服抗凝剂(NOAC)治疗的患者,应该根据患者的肾功能和药物种类判断术前停药时间;对于服用凝血因子 Xa 同上述情况抑制剂(阿哌沙班、依折沙班和利伐沙班)的患者而言,应在术前≥2 天停药; 对于接受达比加群酯治疗的患者〔肌酐清除率<50ml/(min.1.73m²)〕,应在术前≥4 天停药 NOAC;若达比加群酯和利伐沙班的血药浓度低于 30ng/mL,手术能够安全进行,若浓度较高,手术应推迟 12h(30~200ng/mL)或24h(200~400ng/mL)。

二、房颤预防药物

自从删除"之前的"心胸手术后预防和处理新发房颤指南发表以后,众多研究调查了预防术后房颤(POAF)药物的安全性和有效性。目前,已发现β受体阻滞剂、胺碘酮和鱼油等可预防术后房颤发生。若患者耐受,可从术前 3 天开始接受β受体阻滞剂治疗,若患者不能耐受,可于术前 6 天服用胺碘酮,直至术后 6天,其效果优于β受体阻滞剂,但与更多的急性和长期并发症有关。因此,尚不能提供明确的使用建议。

三、肾素血管紧张素醛固酮系统抑制剂

肾素血管紧张素醛固酮系统(RAAS)抑制剂主要用于治疗高血压和心力衰竭,但也通过其固有特性可以延缓肾病的进展,主要包括以下四类药物:①血管紧张素转换酶抑制剂(ACEI);②血管紧张素 II 受体抑制剂(ARB);③醛固酮受体拮抗剂;④直接肾素抑制剂。RAAS 抑制剂(包括 ARB 和 ACEI)会增加围术期低血压和血管舒张性休克风险,引起全身血管阻力下降,因此应考虑在心脏术前停用 RAAS 抑制剂。对于术前为控制高血压患者,应将长效 ACEI 和 ARB 可改为短效 ACEI。对于心脏手术患者,ACEI 药物可于术前 12 小时或 24 小时停药,

ARB 药物可于术前 24 小时停药。

四、β 受体阻滞剂

目前的证据建议心脏手术患者术前持续应用 β 受体阻滞剂,减少术后早期心律失常事件。然而,儿茶酚胺在术后早期的有效性可能受到 β 受体阻滞剂治疗的影响。因此,术前不宜使用长效 β 受体阻滞剂,改用短效药物将避免不良事件的发生。

五、血脂异常管理

多项研究结果表明,心脏手术前服用他汀类药物不仅不能预防围术期心肌损伤或降低 POAF 风险,并且还会显著增加患者急性肾损伤情况。对于 LDL-C<70mg/dL 的 CABG 手术患者而言,应考虑加用胆固醇吸收抑制剂依折麦布。近期研究显示,与单纯应用他汀药物相比,依折麦布联合他汀药物在平均 6 年随访期内显著减少了心血管事件的发生率。除此之外,近期开发的枯草溶菌素转化酶 9 型抑制剂(PCSK9)显著降低了高心血管疾病风险患者的心血管事件发生率。因此,应考虑联合 PCSK9 抑制剂。胆酸结合剂(考来烯胺、考来替泊和考来维仑)与他汀类药物联合使用可使 LDL-C 下降 18%~25%,但需考虑其胃肠道反应和药物相互作用。

六、血糖管理

糖尿病与内皮和血小板功能障碍有关,导致血栓前状态、不良事件和感染风险增加。对于接受心脏手术的患者,未被诊断的糖尿病和糖尿病前期易产生围术期高血糖。因此,应在入院时进行血糖监测,如果血糖值>120 mg/dL(6.6 mmol/L),应尽快确定血红蛋白 A1c(HbA1c)水平。研究表明,围术期血糖控制可降低心脏手术患者死亡和不良事件的发生风险,这表明血糖控制应从术前开始,而不是推迟至术后。研究表明,术前 HbA1c 水平和血糖监测和多种围术期并发症有关,包括死亡、卒中、肾衰竭、ICU 停留时长等。多个观察性研究显示,胰岛素治疗的糖尿病患者推荐将血糖水平控制于 180mg/dL。一个多学科的糖尿病团队应进行持续的静脉胰岛素输注,在 ICU 转入普通病房后应过渡至皮下胰岛素治疗、口服降糖药等。出院前,诊断为糖尿病或糖尿病前期的患者应进行内分泌和饮食指导。出院后,应定期监测血糖,并对血糖治疗进行适当调整以求 HbA1c<7%。

七、其他

建议在心脏术前进行外科抗生素预防(SAP)以降低主要感染发生率,除了静脉注射外,还可考虑应用庆大霉素——胶原海绵。除此之外,应注重患者的胃肠道反应,避免上消化道溃疡和出血。尽管常规预防可能会增加术后肺炎的发生率,但仍应考虑使用质子泵抑制剂。一般而言,年轻患者比老年患者具有更明显的炎症反应,因此年轻患者应用预防性类固醇可能具有潜在益处。

第三节 运动处方

运动疗法是心脏康复的基石,其对心脏病患者的益处已得到公认。实践证明,遵循科学的运动处方是患者康复安全有效的保障。同时,运动疗法也存在一定的风险,因此选择合适的运动处方是关键。心血管疾病患者的运动处方应根据患者病情,结合病史资料、体格检查、辅助检查、体适能评估等,制订个体化的治疗目标和循序渐进的治疗方案。

大量临床研究发现,运动干预能够增加心肺运动耐量、改善心血管功能、心血管危险因素和冠状动脉疾病预后,因此被广泛建议应用于心脏术前患者。目前,尚未提出统一的运动类型要求。在"泰心"医院中,一般将术前运动干预分为两部分,一部分为呼吸训练,另一部分为运动训练。一项系统性研究调查了术前运动干预对术后并发症的影响,证实术前运动干预可降低肺不张、肺炎等术后并发症发生率,缩短住院时长,提高心肺适能[4]。

一、呼吸训练

(一)上胸部放松训练

杰克布森渐进式放松练习(Jacobsen's progressive relaxation exercises)理论认为肌肉在最大用力收缩后期出现最大限度地放松,这一理论可用于患者上胸部及肩部肌群的放松训练。治疗师将手放于患者一侧肩部,向下施力,同时要求患者进行耸肩对抗,持续数秒后停止对抗,并要求患者平静缓慢呼吸、放松肩部及上胸部,除此之外,治疗师还可指导患者水平外展双上肢、掌心向上进行肩部肌群的收缩-放松活动,这样将进一步提高放松效应。另外,治疗师也可指导患者进行肩关节前向或后向旋转放松活动。患者也能通过自学掌握这一技巧,并在日常生活中灵活应用。在其他形式训练过程中,治疗师可将这一技巧作为其他训练项目的准备活动,或在发现患者出现上胸部肌群过度使用时,予以应用。

(二)胸部扩张训练

通过加强胸廓的运动,有助于肺组织膨胀、扩张,增加肺容量,有助于促进大量支气管分泌物的排出,改善通气-灌注关系,增加肺通气量。训练时,治疗者用手掌在两侧下胸壁或胸背部或肺尖部加压,让患者对抗压力扩张局部胸壁,并进行积极吸气,对肺不张或肺膨胀不全者,充分吸气后应保持 3 秒,加压程度以患者耐受为度。

1.单侧或双侧肋骨扩张

患者坐位或屈膝仰卧位,治疗师双手置于患者下肋骨侧方,让患者呼气,可感到肋骨向内下移动。让患者呼气,治疗师置于肋骨上的手掌向下施压,恰好在吸气前,快速地向内下牵张胸廓,从而诱发肋间外肌的收缩;患者吸气时抵抗治疗师手掌的阻力,以扩张下肋,治疗师可给予下肋区轻微阻力以增强患者抗阻意识。当患者呼气时,治疗师用手轻柔地向内下挤压胸腔来协助。

2.后侧底部扩张

患者坐位,身体前倾,髋关节屈曲。治疗师在患者身后,双手置于患者下肋骨侧方,按照上述"扩张肋骨"的方法进行。适用于手术后需长期在床上保持半卧位的患者,因为分泌物易堆积在肺下叶的后侧部分。

(三)咳嗽训练

1.训练有效的咳嗽反射

向患者解释咳嗽要领,第一步先缓慢深吸气,以达到必要的吸气容量;第二步吸气后稍闭气片刻,以使气体在肺内得到最大的分布,同时使气管到肺泡的驱动压尽可能保持持久;第三步关闭声门,以进一步增强气道中的压力;第四步通过增加腹压来增加胸膜腔内压,使呼气时产生高速气流;第五步声门开放,当肺内压力明显增高时,突然打开声门,即可形成由肺内冲出的高速气流,促使分泌物移动,随咳嗽排出体外。咳嗽时腹肌用力收缩,腹壁内陷,一次吸气可连续咳嗽三声,停止咳嗽,并缩唇将余气尽量呼尽;再缓慢吸气,或平静呼气片刻,准备再次咳嗽。若深吸气不可能诱发咳嗽,可试着断续分次吸气,争取肺泡充分膨胀,增加咳嗽频率。

2.辅助咳嗽技术

让患者仰卧于硬板床上或坐在有靠背的轮椅上,面对治疗师,治疗师的手置于患者的肋骨下角处,嘱患者深吸气,并尽量屏住呼吸,当其准备咳嗽时,治疗师的手用力向上、向里推,帮助患者快速呼气,引起咳嗽。若痰液过多可配合吸痰器吸引。

3.哈咳技术

嘱患者深吸气,在用力呼气时说"哈"引起哈咳。此法可减轻疲劳,减少诱发支气管痉挛,提高咳嗽,咳痰的有效性。

(四)主动循环呼吸技术

主动循环呼吸技术(active cycle of breathing techniques ,ACBT)是一种灵活的方案,任何患者只要存在支气管分泌物过量的问题,都可以单独应用 ACBT 或辅以其他技术。这一周期分为 3 个部分:呼吸控制(breathing control,BC)、胸廓扩张运动(thoracic expansion exercises,TEE)和用力呼气技术(forced expiration technique,FET)。

1.呼吸控制

在主动循环呼吸中,介于两个主动部分之间的休息间歇为呼吸控制期。患者按自身的速度和深度进行潮式呼吸(tidal breathing),并鼓励其放松上胸部和肩部,尽可能多地利用下胸部,即膈肌呼吸模式来完成呼吸。它使肺部和胸壁回复至其静息位置。此周期应继续下去,直到患者开始进行胸廓扩张运动或用力呼气技术中的呵气动作。

2.胸廓扩张运动

胸廓扩张运动是指着重于吸气的深呼吸运动。吸气是主动运动,在吸气末通常需屏气 3 秒钟,然后完成被动呼气动作。深吸气后屏气 3 秒被应用于术后管理中,而且已有研究证实,这一策略可以减少肺组织的坍陷。在内科胸部疾病的患者中,与病变和阻塞区域相比,气流可以更迅速地进入到无阻塞的健康区域,引起通气不同步。对这类患者来说,这一"屏气"策略也可能是有用的。在平行的呼吸单元之间,如果时间常数不同,摆动式气流就会随之发生。

3.用力呼气技术

用力呼气技术由 1~2 次用力呼气(呵气)(huff)组成,随后进行呼吸控制一段时间再重新开始。呵气可以使低肺容积位的更多的外周分泌物移出,当分泌物到达更大的、更近端的上气道时,高肺容积位的呵气或咳嗽可以将这些分泌物清除。用力呼气动作可能是胸科物理治疗中最有效的组成部分。

4.主动循环呼吸训练方法

在呼吸控制阶段,指导患者用一个放松的方法以正常的潮气量进行呼吸。上胸部和肩部应保持放松,下胸部和腹部应该主动收缩。呼吸控制阶段的持续时间应满足患者对放松的需求,并有利于下一个阶段的开始,一般为 5~10 秒。

将患者或物理治疗师的手置于应进行胸部运动的那部分胸壁上,可以通过刺激本体感觉进一步促进胸部扩张运动。最初可能仅引起这部分肺的通气增加,随后,胸壁运动也相应增加。用力呼气阶段需要间断进行呼吸控制的呵气。呵气是一种快速但不用最大努力的呼气,呵气要求声门保持开放。这个动作如同清洁眼镜时,用温暖的气息使眼镜起雾。腹部的肌肉应该主动收缩提供更大力呼气以达到一个有效的呵气。

在用力呼气技术中应体现出两个不同水平的呵气。从外周气道清除分泌物,一个中等强度吸气后的呵气应该是较久的、较低沉的。要清除已经达到了较大的近端气道的分泌物,深吸气后的呵气要较短、较响亮。在 1~2 次呵气后,患者必须暂停进行呼吸控制以防止增加气流阻塞。

主动循环呼吸技术应适应患者的需要。如果分泌物顽固,有必要在用力呼气技术前循环两次胸部扩张期以松动分泌物。在支气管痉挛或气道不稳定的患者中,呼吸控制阶段可以长达 10~20 秒。术前让患者多次练习,手术后,可以教患者如何在用力呼气期间用手按着手术切口,以获得足够的呼气力量。当呵气从中等肺容量吸气到完整呼气不能达到预期效果而且连续两个循环无痰声音,则可以得出治疗结束的结论[5]。

(五)呼吸方式训练

对于呼吸功能较差的患者,我们会对其进行呼吸再训练,直至患者熟练掌握呼吸训练技巧,除上述常规呼吸方法外,还包括暗示呼吸法、缓慢呼吸法和吞咽呼吸法。

1. 腹式呼吸(见图 5-3-1)

腹式呼吸是正常的通气模式。腹式呼吸可以减少呼吸频率,增加分钟通气量及辅助呼吸肌的使用,增加潮气量和肺泡通气量,提高 SpO_2。此外,腹式呼吸还可以防止气道痉挛。安静吸气时,膈肌和肋间肌是正常的吸气肌。在评估患者的呼吸模式时,应该注意他们安静呼吸时,是否使用辅助呼吸肌;原发性肺疾病患者需要在指导下放松辅助呼吸肌以减少呼吸做功。

(1)训练方法:①将患者置于合适体位,一般是侧卧位或仰卧位和半坐卧位,膝盖弯曲使骨盆相对后倾并放松腹部肌肉;②治疗师的手放在患者的腹部与脐相平,告诉患者感觉他(她)的呼吸,跟随患者的呼吸模式几个周期,直到与患者的呼吸节奏同步,不要干扰患者的呼吸模式;相反,最初的时候要跟随患者的节奏和模式;③在患者正常呼气末,给予一个缓慢的拉伸,然后治疗师的手摆成勺状放在患者的前胸剑突处,然后告诉患者,"现在,呼吸来触碰我的手,"如此,缓慢的勺状牵伸就完成;④勺状牵伸完成后,指导患者以同样的方法吸气,"用呼吸来触碰我的手",在每个呼气末,都要给患者一个勺状牵伸,几个呼吸循环后,口头命令可以被治疗师所能听到的呼吸所替换以促进通气模式;⑤取得了一定的成功后,让患者自己注意自身的呼吸模式。例如询问患者:"吸气的时候你是否能感觉到腹部上升和肋骨向两侧扩张?"患者的手可以放在自己腹部,治疗师的手覆盖于患者手上。加强呼吸模式后,治疗师的手撤出,让患者独立地感觉呼吸模式,呼吸频率固定在 7~8 次/分最佳。

（2）操作要点

1）首先，患者应取舒适放松体位，如支持下半仰卧位或半侧卧位，膝关节屈曲，骨盆轻微后倾，腹部肌群放松；治疗师将手掌置于患者剑突下腹部，要求患者缓慢轻松地呼吸，手掌跟随腹部起伏上下活动数个呼吸周期，感受其呼吸方式在患者的自主呼气末期，治疗师的手向患者前胸部方向给予缓慢轻柔的挤压，再要求患者缓慢、轻松地向手掌挤压的方向吸气，并予同步减少挤压力量。在患者连续进行数个周期的引导呼吸后，可逐渐减少手部的挤压和放松动作，改为单纯使用言语指令继续引导患者完成膈肌呼吸活动。当患者已经能够比较熟练地完成正确的膈肌呼吸方式后，将患者双手置于治疗师手部上方，要求患者自行感受膈肌呼吸时腹部肌群的募集方式。如果患者仍可保持正确的呼吸方式，再将患者双手直接置于上腹部，强化其感受，并要求其记住"吸气时腹部缓慢上抬、呼气时腹部缓慢回缩"。在引导期间，应避免强调深呼吸或用力呼吸，这将使患者过度关注腹壁的上下活动，而造成不必要的肌群募集和呼吸氧耗增加。同时，还要注意呼吸过程中颈部肌群的募集、上胸部的起伏与躯干位置的变化。另外，当患者在改变体位或结合各种功能活动时，治疗师需提醒其应将呼吸时间比保持在 1:(1~2) 之间，原发性呼吸功能障碍，如慢阻肺者，可延长至 1:3 或 1:4。

2）不要让患者进行太多次深呼吸；深呼吸次数过多时，可能会开始感到头昏眼花，因为可能存在过度通气和呼出太多的二氧化碳。他们更多地用腹式呼吸也是重要的考虑因素。同时还要注意骨盆和躯干的位置。一般来说，在每个体位和所有的治疗性活动中都应该强调腹式呼吸，因为从一个体位到另一个体位或从一项活动到另一项活动时，呼吸模式不会自觉保持不变。如果患者只有处于仰卧位时才使用这种模式，当活动变得更复杂的时候，这种模式也不能延续到坐位或其他体位中。应教会患者（尤其是 COPD 患者）在处于仰卧位、坐位、直立位或行走、爬楼梯和其他功能活动时都掌握这种模式。在指导过程中，治疗师可先引导患者在侧卧位、仰卧位进行膈肌呼吸，然后转为辅助端坐位、独立坐位、站立位等，再将膈肌呼吸与步行、登梯等简单日常生活活动形式相结合，最后到各种复杂的功能性活动，由简到难。

3）每变化一个体位，都增加了腹式呼吸的难度。在侧卧位或仰卧位，患者是被完全支撑的。侧卧位尤其适合腹式呼吸教学的初始阶段，因为此时膈肌处于消除重力的位置。而仰卧位时，患者必须对抗重力呼吸。坐位时，患者必须提供躯干支持以对抗重力来保持稳定，并放松肩部。站立时，整个身体必须得到支持。当走路或者上下楼梯时，呼吸的协调，重心的转移以及平衡的维持增加了活动的复杂性。

4)当呼吸与步行相结合时,注意不要让患者屏气。将规律地控制吸呼比,至少1:1,最好呼气长一点,到1:2或1:4。在一些瑜伽呼吸技术中,呼气时间可长达1:6或1:8,有时甚至更长。

(3)肺功能障碍患者的首选模式如下:①让患者在楼梯底部停下以控制呼吸;②让患者先吸一口气,呼气同时上一级台阶;③患者停下吸气,然后再呼气,同时再上一级台阶;④应该鼓励患者使用扶手,放慢移动速度,并控制呼吸。

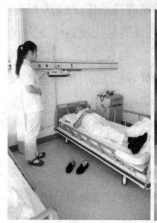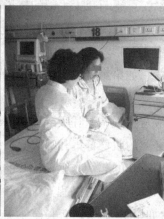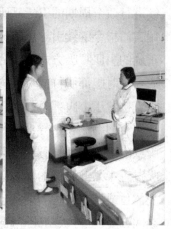

图 5-3-1　腹式呼吸训练

2. 缩唇呼吸

缩唇呼吸是一种经常用于 COPD 患者呼吸困难时的呼吸策略。许多患者觉得这种呼吸模式有助于减少他们的呼吸困难。缩唇呼吸的效果是延长呼气时间,从而减少呼气末肺容积,延长呼吸周期,增加耐力、缓解呼吸困难、增加肺泡通气量、增加氧合作用、减少呼吸功。据研究报道,使用缩唇呼吸,患者的自感劳累程度分级(Borg scale of perceived exertion)评分也会降低。缩唇呼吸已得到许多呼吸障碍患者的认可,因其简单易学,效果显著,可快速地使用,并且容易与他们的活动协调以减少呼吸困难。

(1)训练方法:鼻吸嘴呼,吸气时间约 2 秒,呼气时间为 2~3 秒,吸呼比在 1:1 或者 1:2 左右,整个呼气过程中嘴唇呈吹口哨状以缓慢的呼气。训练中放松颈部和肩部肌肉,动作要领是尽可能使呼气流速降低,呼气时间得到延长,鼻吸气时注意嘴唇紧闭,避免用嘴进行深吸气(见图 5-3-2)。

(2)操作要点:指导患者进行缩唇呼吸时,应当强调让他们放松、缓慢、延长、有控制地呼气。通常当患者开始自发使用缩唇呼吸时,他们会用力地呼气,这会导致颈部和口唇部的肌肉组织紧张。产生的压力会将这项技术的效果和随后缓解的呼吸困难抵消。放松头部、颈部和嘴唇是必不可少的。如果患者难以放松嘴唇，可以尝试发出"S-S-S"或者"嘶嘶"的声音，也可以延长呼气并提供向后的压力。在实际的应用中，治疗师应强调避免用力、过快的呼气，而应采用缓慢、平静、不费力的形式完成这一活动，并保持颈部、胸部及口周肌群的放松。

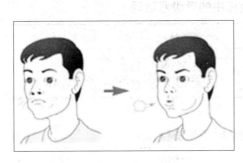
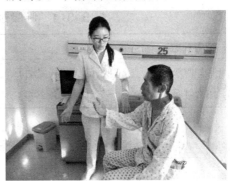

图 5-3-2　缩唇呼吸训练

（六）呼吸肌训练

呼吸肌包括膈肌、肋间外肌、肋间内肌、腹壁肌和颈部肌肉（如斜角肌、胸锁乳突肌等）。其中，主要吸气肌为膈肌和肋间外肌，主要呼气肌为肋间内肌和腹肌；其他为辅助吸气肌，如斜角肌、胸锁乳突肌等（见图 5-3-3）。

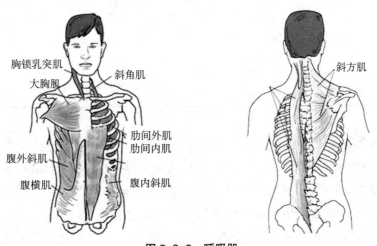

图 5-3-3　呼吸肌

平静呼吸时，吸气运动是由主要吸气肌，即膈肌和肋间外肌的收缩实现的，是一个主动过程；而呼气运动并不是由呼气肌收缩引起的，是由膈肌和肋间外肌舒张所致,是一个被动过程。用力吸气时,膈肌和肋间外肌加强收缩,辅助吸气肌也参与收缩。用力呼气时,除吸气肌舒张外,还有呼气肌参与收缩,此时的呼气运动也是一个主动过程。呼气运动常用的骨骼肌及其活动方式如表5-3-1和表5-3-2所示。

表 5-3-1　呼吸过程中的呼吸肌活动

呼吸状态	吸气时	呼气时
平静呼吸	吸气肌收缩(主动)	吸气肌舒张(被动)
用力呼吸	吸气肌收缩(主动)	吸气肌舒张(被动)+呼气肌收缩(主动)

表 5-3-2　呼吸运动时使用的骨骼肌

	吸气肌	呼气肌
安静时	膈肌 肋间外肌 肋间内肌前部	胸廓自身的弹性 肺自身的弹性收缩力 肋间内肌
用力呼吸时	斜方肌 斜角肌 胸锁乳突肌 胸大肌 腹横肌 胸小肌 腰方肌 肋提肌 肩胛提肌	肋间内肌的中后部 腹直肌 腹内、外斜肌 腹横肌

1. 呼吸肌训练的意义

(1)增加呼吸肌肌力、耐力:研究显示,冠状动脉搭桥术前进行2周的呼吸训练可以显著增加呼吸肌肌力和耐力。最近的荟萃分析显示,吸气肌训练后肌肉力量、耐力和呼吸困难的情况都得到改善。

(2)改善肺功能指标:荟萃分析显示,心脏手术前后进行呼吸肌训练可以显著改善 FEV1、FVC 等肺功能指标。

(3)改善运动能力,减轻呼吸困难,从而提高生活质量:系统综述表明呼吸肌训练可以减少心血管患者呼吸困难的主观感受,并提高了生活质量。

我们在"泰心"医院心外科患者中进行了随机干预实验,如表 5-3-3、图 5-3-4、图 5-3-5 所示,研究发现术前进行 5 天短期的呼吸肌训练,可以显著改善肺功能指标,降低术后肺部并发症,缩短住院时长。

表 5-3-3　对照组和干预组之间的基本特征比较

变量	对照 (n=99)	干预组 (n=98)	P 值
年龄	61.68±8.12	61.68±7.73	0.925
性别,n(%)			0.229
男性	68(68.7)	73(74.5)	
女性	31(31.3)	25(25.5)	
BMI(kg/m^2)	25.66±3.51	26.07±3.32	0.389
握力(kg)	31.09±9.27	32.00±9.36	0.478
吸气肌力量			
Pi-max(cmH$_2$O)	90.06±22.55	86.93±23.03	0.520
肺功能测试(%predicted)			
FEV1	87.93±16.21	88.04±11.85	0.634
FVC	89.70±14.97	88.49±16.41	0.904
FEV1/FVC	102.67±9.04	101.04±9.00	0.155
VC	90.43±14.26	87.55±21.92	0.252
吸烟,n(%)	37(37.4)	44(44.9)	0.231
射血分数(%)	58.07±8.83	58.94±8.30	0.471
慢性病,n(%)			
糖尿病	27(27.3)	25(25.5)	0.418
高血压	67(67.7)	55(56.1)	0.089
高血脂	3(3.0)	5(5.1)	0.293
手术时长(h)	4.40±2.61	4.34±2.44	0.861
欧洲心血管手术危险因素评分	3.8(1.9,6.7)	4.2(2.5,9.3)	0.542
手术类型,n(%)			0.386
单纯 CABG	70(70.7)	69(70.4)	
单纯瓣膜手术	21(21.2)	18(18.4)	
CABG 联合瓣膜手术	8(8.1)	11(11.2)	

注:BMI,身体质量指数;Pi-max,最大吸气压;FEV1,一秒量;FVC,用力肺活量;FEV1/FVC,一秒率;VC,肺活量。

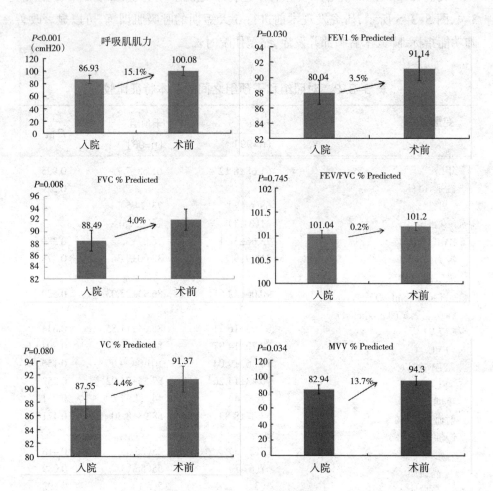

图 5-3-4　术前康复训练对肺功能的改善效果

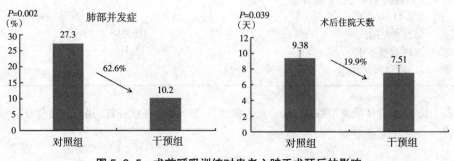

图 5-3-5　术前呼吸训练对患者心脏手术预后的影响

2. 呼吸肌训练的安全性

早前国外专门研究过心外科术前呼吸肌训练的安全性及可行性,研究结果显示,所有患者在训练中以及训练后均没有发生心血管不良事件。此外,在训练过程中,呼吸训练对心脏的负担也很小,因为患者的血压、心率趋于平稳。同时,患者也表达了对这项训练的满意度以及积极性[6]。在"泰心"医院,我们对患者呼吸肌训练也进行了安全性的探究,如图 3-5-6 所示,我们发现呼吸训练器每吸10 次,间断休息一下,患者的血压、心率趋于平稳。我们在健康成人中试验,发现连续吸 30 次不间断,心率上升显著,因此我们应该鼓励患者进行多次间断的呼吸肌训练。此外,在我们长期工作过程中,从训练的几百例患者中来看,患者并没有出现任何心血管不良事件。因此,我们可以认为呼吸肌训练是一项可行且安全的训练方式。

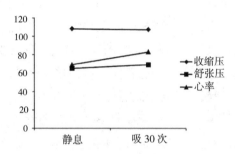

图 5-3-6 呼吸次数与安全性指标的关系

3. 呼吸肌训练方案

呼吸肌的训练方案与骨骼肌的训练类似,究竟怎样的训练强度、时间、次数、频率、运动之间的休息间隔、多久的训练才是最佳的训练方案,依然是现存的最大问题。美国运动医学院(the American College of Sports Medicine)的标准化指南建议训练频率是每天 1~2 次,每天总时间是 20~30 分钟,每周训练 3~5次,持续 6 周。吸气肌功能的改善和适当的细胞改变已经被证明发生在持续 5周的呼吸训练后,训练必须保持以便细胞改变的效果得以维持。虽然术前在院准备时间较短,但是研究表明,即使术前一周的呼吸训练也可以降低患者术后肺部并发症[7]。所以,我们应充分合理地利用这段时间对患者进行短期高效的呼吸训练以改善患者的肺功能,从而更好地应对手术。

(1)呼吸肌力量训练

心脏病患者的呼吸肌训练能改善呼吸肌力量,但目前的呼吸肌训练方法通常是以任务为导向的吸气肌或呼气肌相对分离的独立训练。很少有研究将吸气肌和呼气肌进行联合的训练。

1）吸气肌力量训练

训练装置：对心脏病患者的呼吸肌训练计划大多数使用吸气阈值负荷装置，少数文献使用的是动机型呼吸容量仪。目前国际常用的吸气阈值负荷装置有 5 种[8]：Threshold IMT（Philips Respironics, Murrysville, Pennsylvania），POWERbreathe（HaB International, Southam, Warwickshire, UnitedKingdom），PowerLung（PowerLung, Houston, Texas），Respifit S（Biegler, Mauerbach, Austria）和 ORYGENDUAL（FORUMED, S.L., Catalonia, Spain）。现有的关于吸气阈值负荷装置的研究并没有证据表明哪种训练方式更好；因此，选择何种训练方式考虑的主要因素是患者的喜好、价格、操作难易程度和感染管理。但是，目前的普遍趋势和研究中更多采用的设备为 Threshold IMT；Threshold IMT 的优势在于吸气整个期间能提供更稳定的阻力，同时，能减少两次呼吸之间的休息间期。

动机型呼吸容量仪可分为两大类（图 5-3-7），一种会受呼吸气流速度影响；另一种则较不受气流速度影响。患者使用这种呼吸仪时，应多采用直立坐姿，使用横膈腹式做深缓呼吸，一般希望患者能吸入至少 2 倍潮气量的容积，做最大吸气后略微憋气。在清醒时每小时至少做 6~10 次，通常可在 5 分钟内做完，以避免过度换气造成的倦怠及不适。尤其在使用受气流速度影响的呼吸仪时，一定要指导患者做深且缓的呼吸方式，避免颊、颈用力造成的错误方式，因此每天至少 17 次评估患者的目标和表现。很多临床研究显示，若无适当的指导、监督，则该方法的效果会大为降低。

总之，吸气阈值负荷装置侧重于提高患者的呼吸肌力量，改善肌肉耐力，提高患者咳嗽、咳痰的能力。动机型呼吸容量仪侧重于缓解呼吸困难，增加通气量、增加氧合作用，预防肺不张及痰液堆积。因此，治疗师可根据患者的评估结果合理选择呼吸肌训练装置，此外，呼吸训练器不是单一使用，也可相互联合使用。

训练强度：训练的强度通常是在最大吸气压或最大呼气压的 30%~50% 之间。如果最大吸气压阈值负荷小于 30%，对吸气肌力量和运动耐力改善是不充分的。高的阈值比低的阈值常常能带来更大的功能性结果[9]。但是，如何将治疗强度进阶的研究报道却很少。大部分研究显示，训练阈值负荷的增加，都是基于对最大吸气压力或者最大呼气压力的重新评估。虽然呼吸肌也属于肌肉的范畴，可以遵循一般肌肉力量训练的原则，但是我们必须意识到呼吸肌的特异性，它是一组 24 小时，365 天不间断工作的肌肉，因此，我们必须提防过大阈值负荷可能

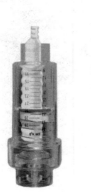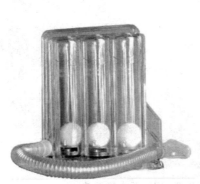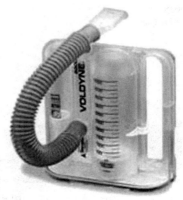

图 5-3-7　阈值负荷训练装置、三球呼吸训练器和激
　　　　　励式肺量计（从左至右）

引起的呼吸肌疲劳或者衰竭，从而加重患者的病情和症状。

　　训练时间：现有的研究并没有给出对于呼吸肌训练持续时间的指引和推荐，但是大部分荟萃分析的结果建议呼吸肌的训练持续时间是 2~4 周，训练维持时间越长，可能带来的效果越好。虽然"泰心"医院术前准备时间较短，但是研究表明即使术前一周的呼吸训练也可以降低患者术后肺部并发症[7]，具体训练方式如图 5-3-8 所示。所以，我们应充分合理的利用这段时间对患者进行短期高效的呼吸训练以改善患者的肺功能，从而更好地应对手术。

　　训练频率：现有的研究建议呼吸肌的训练是每天 1 次，每周 5~7 次，每次训练的时间为 20~30 分钟。但是，具体的训练方案应该结合患者对训练的反馈，应该将训练的频度控制在患者能接受的范围，并且产生的疲劳感觉不应该超过自我劳累程度评分的 5 分。如果超过，应该缩短每次的训练时间，增加训练的频率。由于"泰心"医院术前准备时间过短，一天一次的训练往往达不到预期的训练效果，最近的研究也推荐一天两次的训练方案[10]，从而改善训练效果。

　　2）呼气肌力量训练（见图 5-3-8）

　　暴发性的呼气练习和腹肌的低强度收缩与咳嗽、瓦尔萨尔瓦压力均衡法（Valsalva）有关动作相似。因此，呼气肌训练参数可以选择高强度力量训练，也可以选择中等强度耐力训练。例如，在 15%~45% PEmax 强度下进行 30 分钟的呼吸肌耐力训练；在 60% PEmax 强度下进行 15 个 Valsalva 动作的呼吸肌力量训练。两个训练计划都可以通过口腔加载呼气阻力来实现，如阈值负荷训练。

　　呼气压力阈值负荷型抗阻训练与吸气压力阈值负荷型抗阻训练相似，受训者需要首先产生一个足够的呼气负压（压力阈值）才能完成呼气活动，在此期

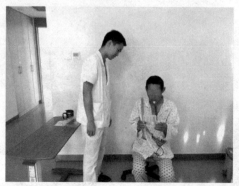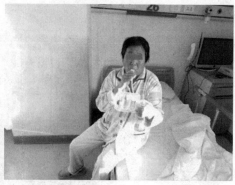

图 5-3-8　吸气肌力量训练

间,装置通过对呼气活动提供非流速依赖型、可变的、定量阻力来实现抗阻呼吸训练。临床研究显示,此类训练也能改善健康成年人与慢阻肺、多发性硬化患者的呼气肌力量,并提高其全身耐力运动表现。

(2)呼吸肌耐力训练

自主性非高碳酸血症性用力呼吸（voluntary isocapnic hyperpnoea training, VIH)是常用的耐力训练模式,需要受训者进行最高 30 分钟的持续性高水平通气活动。为避免出现过度通气,一般要求受训者在同一密闭小空间内重复呼吸,并给予吸氧。训练处方一般设置为 60%~90%的个人最大分钟通气量,每周 3~5 次。研究显示,VIH 型耐力训练能增加健康人、神经肌肉疾病与慢阻肺患者的耐力表现。

总之,训练肌力的原则是高强度但低次数的运动,耐力训练的原则为低强度但重复次数多,而快速的重复运动则会增加肌力收缩速度。呼吸肌的训练的特点旨在提高吸气肌或呼气肌收缩力,耐力或速度,训练方案多包括肌力和耐力的训练,如表 5-3-4 所示。

4. 呼吸肌训练的适应证与禁忌证

(1)适应证:心外科手术前生命体征平稳者,且病情稳定的患者。

(2)禁忌证:①在吸气肌训练过程中,胸膜腔内压可能出现显著波动,这将有可能导致气压伤,但自 1969 年 Black.L.F 等首次发表呼吸压的测量方法,及 1976 年 Leith.D.E 等进行了首次吸气肌训练研究以来, 尚没有文献报道吸气肌训练或经口最大呼吸压测量时的不良事件;②另外,值得注意的是,部分患者在理论上还是存在吸气肌训练损伤的可能,如自发性气胸患者、创伤性气胸患者、鼓膜破裂未完全治愈者。除此之外,不稳定的支气管哮喘患者及呼吸困难感知障

表 5-3-4　呼吸肌力量训练（IMT）和呼吸肌耐力训练（RMET）的方式

	IMT	RMET (自主 CO_2 过度通气)
类型	力量	耐力
持续时间	15min，每日 2 次	30 min，6~12 周
频率	每周 5~7 次	每周 5 次
强度	根据个人情况，增加的负荷为 30%~50%PImax	VE=50%~60%MVV；呼吸频率，50~60 次/分

注：VE(ventilation)：通气量；MVV(maximal voluntary ventilation)：最大自主通气量。

碍者在训练过程中也需特别注意。

（3）注意事项：在冠状动脉粥样硬化性心脏病患者进行吸气肌训练时，应采用减慢呼吸频率、重建生理性呼吸等技术将低氧血症的影响最小化，避免患者出现心绞痛等症状。另外，在训练过程中，部分受训者可能出现轻度的耳部不适感、鼻窦炎、鼓膜两侧压力失衡等，必要时可暂停训练。

二、运动训练

对于进行择期手术的人群，我们需要进行根据患者的具体情况制订运动处方。一项调查了千名患者的系统性研究发现，短期的全身运动干预能够改善患者的运动能力[11]，另一项研究发现，全身运动干预能够缩短患者的住院时长。在"泰心"医院中，我们常对处于等候期的患者进行常规运动训练和物理因子治疗，如图 5-3-9 和图 5-3-10 所示。

（一）常规运动训练

运动处方由医师、治疗师等给患者按年龄、性别、心肺功能状态等采用处方形式制订的系统化、个性化运动方案，主要包括运动方式、运动强度、运动时间、运动频率等 4 个方面。

1. 运动方式

中老年人在选择运动种类时应尽可能考虑个人的身体素质水平、兴趣爱好以及锻炼的客观目标等因素，但必须记住预防慢性病（运动不足性疾病）的发生、改善慢性病患者的健康状况是健身锻炼的最基本目标。改善健康状况核心是提高锻炼者的呼吸循环水平，而呼吸循环功能的改善主要反映在个人最大吸氧量水平的提高上。提高心肺功能的有效途径是大肌肉群参加较长时间的有氧锻炼。在这一原则指导下，可按照锻炼者的年龄、性别、过去锻炼经历、主观愿望及客观条件，选择的运动种类主要分为有氧运动和抗阻运动两种类型。

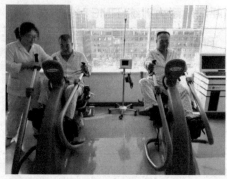
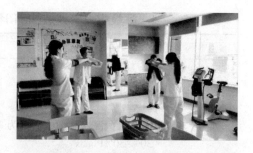
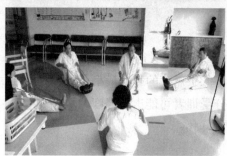
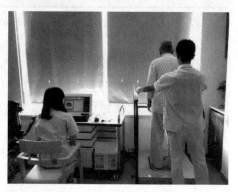

图 5-3-9　日常运动训练

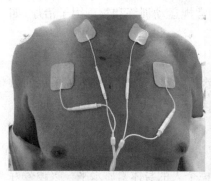
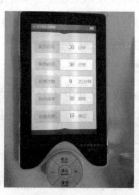
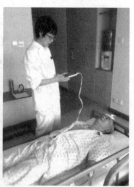

图 5-3-10　体外膈肌起搏器操作演示

（1）有氧运动:有氧运动的形式有走、慢跑、有氧体操、交谊舞、骑自行车(最好采用可加阻力的固定自行车)、游泳等耐力项目,也可选用球类运动及我国传统康复手段,如导引养生功、太极拳、武术套路、扭秧歌等进行锻炼。

1)步行和慢跑:最常用的训练方式,优点是容易控制运动强度和运动量,简便易学,运动损伤较少。缺点是训练过程相对比较单调和枯燥。体弱者或心肺功能减退者缓慢步行可收到良好的效果。快速步行的运动强度较高。步行速度超过8km/h 的能量消耗可超过跑步。步行中增加坡度有助于增加训练强度。

2)骑车:分为室内和室外两类。室内主要是采用固定功率自行车,运动负荷可以通过电刹车或机械刹车调节。室内的功率自行车优点是不受气候和环境影响,可以监测心率和血压,安全性好,运动负荷容易控制;缺点是比较单调和枯燥。室外骑车的优点是兴趣性较好;缺点是负荷强度不易准确控制,容易受外界环境的影响或干扰,发生训练损伤或意外的概率较高,运动中难以进行检测。室外无负荷骑车的运动强度较低,所以往往需要增加负重,以增加运动强度。训练时踏板转速 40~60 转/分时肌肉的机械效率最高。

3)有氧舞蹈:采用中、快节奏的交谊舞(中、快三步或四步等)、迪斯科、韵律健身操等,运动强度可以达到 3~5MET。优点是兴趣性好,患者容易接受并坚持。缺点是受情绪因素影响较明显,所以运动强度有时难以控制,对于心血管病患者必须加强监护。

(2)抗阻运动:增加心脏的压力负荷,有利于增加心肌血流灌注。另外,抗阻运动还有提高基础代谢率、改善运动耐力、刺激骨质形成、改善糖脂代谢等作用。每组肌肉群的训练负荷不尽相同, 需通过测定后量化,避免过高强度引发并发症。可根据表 5-3-5 进行测定。其中 1-RM 指在保持正确手法且没有疲劳感情况下,一个人一次能举起(仅一次重复)的最大重量。

抗阻运动的形式多为循环抗组力量训练,即一系列中等负荷、持续、缓慢、大肌群、多次重复的抗阻力量训练,常用方法有利用自身体质量(如俯卧撑)、哑铃或杠铃、运动器械以及弹力带。其中弹力带具有易于携带、不受场地及天气的影响、能模仿日常动作等优点,特别适合基层应用。

抗阻运动作为有氧运动的有力补充,不能完全代替有氧训练,其注意事项如下:①在有氧运动完成后进行,以保证有充分的热身;②使用重量器材或仪器前,要知道如何操作;③低速或中速的有节律的运动;④全关节的运动,通过在用力时呼气和放松时吸气来避免屏气和 Valsalva 动作; ⑤上肢和下肢的运动交替进行以保证运动中有充分的休息;⑥需测定不同肌群的 1-RM,上肢以 30%~40% 1-RM 开始,下肢以 50%~60%1-RM 开始。

2. 运动强度

强度的确定可以根据实际情况采取无氧阈法、心率储备法、靶心率法或

表5-3-5　抗阻训练负荷与重复次数之间的关系

%1-RM	次数
100%	1
95%	3
90%	5
85%	7
80%	10
75%	12
70%	15

RPE分级法等不同的方法进行确定。通常冠心病患者的有氧运动强度取峰值摄氧量的40%~80%之间,低危患者可从最大运动能力的55%~70%开始,而中高危患者建议从最大运动能力的50%以下逐渐增加。抗阻运动中常使用REP11~13作为主观指导(轻松-有点累),推荐上肢初始强度为30%~40%1RM,下肢为50%~60% 1-RM。应注意,训练前必须有5~10分钟的有氧运动热身,最大运动强度不超80%,切记运动过程中有力时呼气,放松时吸气,不要憋气,避免Valsalva动作。下列情况提示运动强度过大:不能完成运动;活动时因气喘而不能自由交谈;运动后无力或恶心。

3. 运动时间

进行有氧运动时,排除热身(5~10分钟)及结束后的整理活动(5~10分钟),通常建议患者运动10~60分钟,最佳运动时长为30~60分钟。抗阻训练则为循环抗阻力量训练,一般要求患者有节律地完成规定组数的训练,在时间方面没有特别的限制。

4. 运动频率

通常建议患者每周进行有氧运动3~5次,根据患者的危险分层和习惯也可增加至每周5~7次;抗阻训练运动推荐每次训练8~16组肌群,躯体上部和下部肌群可交替训练,每周2~3次或隔天1次。在制订冠心病患者的运动处方时,需要注意安全性和有效性。为了保障治疗的顺利开展,运动前要对患者的心肺功能进行充分评估并进行危险分层,划分为低危、中危、高危三组,常见的有氧运动能力评估方法为运动负荷试验,可以采用功率自行车或6分钟步行试验等多种方法。运动量过大会导致过度训练。过度训练是训练与恢复、运动和运动能力、应激和耐受能力之间的一种不平衡。过度训练的症状由自主神经系统引起,表现为慢性持续性疲劳、运动当日失眠、运动后持续性关节酸痛、运动次日清晨安静心率突然出现明显变快或变慢，或感觉不适以及情绪改变等。

因患者存在个体差异，加之我国南北方地区差异、气候差异较大，因此医师在治疗前的评定阶段、康复计划的制订及实施阶段都应因人而异、因地制宜、因时制宜，灵活掌握。

5.适应证、禁忌证及注意事项

（1）适应证：①心血管疾病：陈旧性心肌梗死、稳定型心绞痛、隐性冠心病、轻度-中度原发性高血压病、轻度慢性充血性心力衰竭、心脏移植术后、冠状动脉腔内扩张成型术后、冠状动脉旁路移植术后等；②代谢性疾病：糖尿病、单纯性肥胖症；③慢性呼吸系统疾病：慢性阻塞性肺疾病和慢性支气管炎、肺气肿、哮喘（非发作状态）、肺结核恢复期、胸腔手术后恢复期；④其他慢性疾病状态：慢性肾衰竭稳定期、慢性疼痛综合征、慢性疲劳综合征、长期缺乏体力活动及长期卧床恢复期；⑤中老年人的健身锻炼。

（2）禁忌证：①各种疾病急性发作期或进展期；②心血管功能不稳定，包括未控制的心力衰竭、严重的左心功能障碍、血流动力学不稳定的严重心律失常（室性或室上性心动过速，多源性室性期前收缩，快速性房颤、三度房室传导阻滞等）、不稳定型心绞痛，近期心肌梗死后非稳定期、急性心包炎、心肌炎、心内膜炎、严重而未控制的高血压、急性肺动脉栓塞确诊或怀疑主动脉瘤、严重主动脉瓣狭窄、血栓性脉管炎或心脏血栓；③严重骨质疏松，活动时有骨折的危险；④肢体功能障碍而不能完全预定运动强度和运动量；⑤主观不合作或不能理解运动，精神疾病发作期间或严重神经症；⑥感知认知功能障碍。

（3）注意事项：①保证充分的准备和准备活动，防止发生运动损伤和心血管意外：每次运动前应先做静态式的伸展操，以改善柔软度及关节活动范围，预防运动伤害。②选择适当的运动方式：近年来慢跑逐渐减少，为减少运动损伤和锻炼意外，快走方式的采用逐渐增加，游泳、登山、骑车等方式的应用也在增多。平常不运动的老年人应从低强度、低冲击的运动开始。其中，走路或快走是最适合老年人的运动形式。运动强度以还能交谈为原则。③注意心血管反应：锻炼者应该首先确定自己的心血管状态，40岁以上者特别需要进行心电图运动检查，以保证运动时不超过心血管系统的承受能力。注意心血管用药与运动反应之间的关系。使用血管活性药物时要注意对靶心率的影响。④肌力训练与耐力训练可交互间隔实施：例如，每周一、三、五肌力训练；二、四、六耐力运动。

（二）物理因子治疗技术

随着康复医学的发展，物理因子疗法已经成为治疗心血管疾病的重要手段之一,以无痛苦、疗效确切、操作简便、不良反应少为特点,通过扩张血管、改善循环、调节神经等方式达到治疗目的。需要强调的是,在使用物理因子疗法的过程中,要注意根据不同患者、不同心血管疾病情况选择合适的物理因子疗法,熟练掌握其操作步骤、禁忌证以及注意事项等,避免盲目使用,注意安全,以免产生不良影响。

1. 低频电疗法

应用低频脉冲电流(<1000Hz)作用于人体,主要为经皮电神经刺激疗法(TENS),能明显减少患者心绞痛的发作次数和对硝酸甘油的依赖[12,13],同时抑制各种不同性质的疼痛[14]。体外膈肌起搏器是低频通电装置,非刺激电极放在胸壁,刺激电极放在胸锁乳突肌外侧,锁骨上 2~3cm 部位(膈神经),用通电时间短的刺激,当确定刺激部位正确,确定产生强力吸气后,即可用脉冲波进行刺激治疗。适用于经呼吸锻炼后,膈肌运动仍不理想或由于粘连限制了膈肌活动时。

(1)操作步骤:①将皮肤治疗小电极贴(负极)置于双侧胸锁乳突肌外侧缘下1/3 处,另一个治疗大电极贴(正极)置于双侧锁骨中线第二肋间胸大肌皮肤表面上;②开通体 EDP 电源;③电流刺激强度由弱开始,逐渐加大刺激,直到患者可以接受为止,并要求患者在电流刺激瞬间主动加大呼吸力度;④每次 EDP 治疗时间 30 分钟,起搏次数为 9 次/分,频率为 40Hz。每天做治疗 1 次,每周至少做 5次。

(2)适应证:呼吸肌训练适用于呼吸肌衰弱的患者,尤其是呼吸困难严重尚不能做运动训练或者正要脱离呼吸器使用的患者,包括:①静息或运动时出现呼吸困难的肺部疾病患者,如 COPD、心衰、哮喘和囊性纤维化患者;②因脱离呼吸机困难而呼吸肌衰弱患者;③呼吸肌萎弱(<预计值的 70%)的心衰患者;④患有神经肌肉系统疾病的患者,如脊髓损伤、多发性硬化和肌肉萎缩患者;⑤具有明确诊断并被推荐进行康复训练的患者,如患者虽控制良好,但仍伴有持续性呼吸困难,同时最大吸气压下降。

(3)禁忌证:①诊断患有精神类疾病或严重认知缺陷患者;②临床病情不稳定,训练时可导致病情恶化患者;③进展性神经病学及神经肌肉障碍患者;④胸部畸形影响日常活动患者;⑤过去 6 个月进行过肺切除或肺叶切除的患者;⑥既往有自发性气胸病史或者由于创伤性外伤尚未完全愈合造成气胸的患者;⑦尚未完全愈合的耳膜破裂或耳膜的其他任何病况患者;⑧不稳定型和呼吸困难异常低感知能力的哮喘患者;⑨存在以下风险的心衰患者:左室舒张末期容量和压力显著增加;反常矛盾式呼吸;膈肌、腹式、胸式、辅助呼吸及严重不适;⑩上呼吸道感染或有其他呼吸道感染疾病者。

(4)注意事项：①严禁将电极贴在胸锁乳突肌前缘,以免刺激颈动脉窦压力感受器,升高血压;②如果在治疗过程中出现摆头或抬头的动作,表明电极贴太贴近胸锁乳突肌的位置,可能贴在胸锁乳突肌上,建议重新调整电极贴的位置;③治疗过程中,注意要让患者保持平静,尽量减少言语、转头以及走动,以免电极贴松动,无法有效刺激膈神经;④对于偏瘦的患者,胸锁乳突肌后缘的电极贴容易松动,建议用胶带固定;⑤注意治疗时间及频率,以防出现膈肌疲劳或呼吸衰竭。

2. 其他物理因子疗法

直流电疗法采用低电压(30~80V),小强度(小于 50mA)的平稳直流电作用于人体,有利于脑卒中患者的血管舒张,也可能会对冠心病患者产生很好的疗效。高频电疗法应用超短波电流(30~300MH)作用于人体,主要为超短波疗法,其小剂量时心率减慢,心肌张力和收缩力下降,血压下降;大剂量时心率加快,血压上升。超声波疗法应用频率在 20kHz 以上的机械振动波作用于人体,临床研究显示,当超声波作用于冠心病患者穴位时,可使气血流畅,经络通调,冠状动脉血管扩张,血流速度加快,促进动脉粥样硬化斑块的软化与吸收,血栓消融,治疗心绞痛疗效明显。传导热疗法以各种热源为介质,将热直接传导给机体,研究显示和温疗法显著提高了左室射血分数、6 分钟步行距离以及生活质量[15]。适当的传导热疗法可增强心功能,对高血压病 Ⅰ、Ⅱ 级有治疗作用,但是其方法和形式较为多样化,尚未统一。压力疗法以对肢体施加压力,以效果好、费用低、安全方便为特点,目前应用较广泛的为体外反搏疗法(ECP)和远程缺血预适应(RIP),可显著提高冠状动脉灌注压,增加心肌供血,减少心脑血管意外的发生,可作为冠心病非手术治疗常规方法。磁疗法利用磁场作用于人体穴位或患处,相关研究显示磁疗法能够显著改善血液流变特性,改善微循环,增加血流速度,有效预防和治疗心血管疾病,对于高血压患者,可降低血压、减少住院时长及降压药物需求[16]。水疗法是以水为媒介,利用不同温度、压力、成分的水,通过不同的形式作用于人体,相关研究显示水疗法能够降低平均动脉压,增加射血分数,改善心功能。近年来,研究发现水中训练可有效地应用于轻、中度的心力衰竭以及一般性的心脏康复[17,18]。心外科患者的术前康复训练情况都会详细记录在记录单里(见附件 10)。

心外科患者术前康复训练记录单

姓名____ 性别：____ 年龄：____ 病案号：____ 编号：____

时间	训练前生命体征	康复训练 呼吸训练器	呼吸方式训练	膈肌起搏器	其他有氧训练	训练后生命体征 训练后第__min	Borg指数	签字
__月__日 □AM □PM	BP__/__mmHg HR__次/分 呼吸__次/分 SPO2__%	□流量式训练器 __min __次, __球 □激励式肺量计 __ml □抗阻呼吸训练器 __cmH20 __min □无	□腹式呼吸 □缩唇式呼吸 □哈式呼吸 合计__min □无	□使用 □未使用	方式__ 强度__ __min	BP__/__mmHg HR__次/分 呼吸__次/分 SPO2__%		
__月__日 □AM □PM	BP__/__mmHg HR__次/分 呼吸__次/分 SPO2__%	□流量式训练器 __min __次, __球 □激励式肺量计 __ml □抗阻呼吸训练器 __cmH20 __min □无	□腹式呼吸 □缩唇式呼吸 □哈式呼吸 合计__min □无	□使用 □未使用	方式__ 强度__ __min	BP__/__mmHg HR__次/分 呼吸__次/分 SPO2__%		
__月__日 □AM □PM	BP__/__mmHg HR__次/分 呼吸__次/分 SPO2__%	□流量式训练器 __min __次, __球 □激励式肺量计 __ml □抗阻呼吸训练器 __cmH20 __min □无	□腹式呼吸 □缩唇式呼吸 □哈式呼吸 合计__min □无	□使用 □未使用	方式__ 强度__ __min	BP__/__mmHg HR__次/分 呼吸__次/分 SPO2__%		
__月__日 □AM □PM	BP__/__mmHg HR__次/分 呼吸__次/分 SPO2__%	□流量式训练器 __min __次, __球 □激励式肺量计 __ml □抗阻呼吸训练器 __cmH20 __min □无	□腹式呼吸 □缩唇式呼吸 □哈式呼吸 合计__min □无	□使用 □未使用	方式__ 强度__ __min	BP__/__mmHg HR__次/分 呼吸__次/分 SPO2__%		

第四节　营养处方

择期手术患者可能因慢性炎症、胃肠功能紊乱和术前抑郁而处于营养不良状态。研究表明,营养不良患者有较高的住院时间延长的可能性,甚至会造成死亡。为择期手术患者制订合理的营养处方,通过改变患者的膳食习惯和补充缺少的营养物质有效控制患者的术前血脂、血压、血糖,减轻术后胰岛素抵抗,缩短住院时长。在"泰心"医院中,一般提前约一周给予患者充足的营养。对于血浆清蛋白 30~35g/L 的患者,应进行饮食补充;对于血浆清蛋白<30g/L 的患者,应进行静脉补充。

一、制订原则

医护人员应严格遵循 4A 原则。

评价(Assessment)患者日常膳食方式和食物摄入情况。

询问(Ask)患者的想法和理念以进一步了解患者的需求和目前的困难。

指导(Advice)患者的饮食,鼓励患者从现在开始,循序渐进,改变不良生活方式。

随访(Arrangement)加强患者的依从性,巩固已获得的成果,并设定下一目标。

二、膳食推荐

(一)择期手术患者膳食推荐

对于择期手术患者,推荐应用保护心脏的膳食模式,即大量的植物性食物(蔬菜、水果、豆类、杂豆、全谷类、坚果和种子)、不饱和脂肪酸,降低饱和脂肪酸和反式脂肪酸(加工食品和精制食物)的摄入,鼓励多摄入鱼和禽肉来代替红肉。除此之外,应针对患者危险因素进行个性化指导,包括体质量管理和防治肥胖等。

具体建议如下。

(1)蔬菜和水果:足够摄入。至少 400g/d(8 两/天),最好 800g/d。蔬菜应多于水果,蔬菜 500~600g/d,水果 200~300g/d。每天选择不同颜色的蔬菜和水果,保障微量营养素平衡。如果喝果汁,每天不超过 1 杯(150ml)。

(2)全谷类和膳食纤维:通过食物摄入,限制精制淀粉和糖摄入,尤其是含糖饮料。

(3)膳食脂肪:食用不饱和脂肪酸(花生油、豆油、橄榄油、葵花籽油、葡萄籽油等植物油)代替饱和脂肪酸(猪油、黄油等动物油),尽量减少摄入肥肉、肉类食品和奶油;避免反式脂肪酸(氢化植物油),少吃含有人造黄油的糕点、含有起酥油的饼干和油炸油煎的食品。

(4)盐:每天摄入不超过 5g(即 2000mg 钠),包括味精、防腐剂、酱菜、调味品中的食盐。减少食用加工食品、烟熏食品、面包等。

(5)蛋白质:食用鱼、禽肉、坚果和大豆类代替肥的红肉/畜肉或加工肉类。

(6)乳制品:无特殊要求,尽管是蛋白质和钙的良好来源,但多摄入无益。

(7)酒:饮酒者应饮酒适量。男性酒精摄入量 20~30g/d,相当于 50°白酒 50ml,或 38°白酒 75ml,或葡萄酒 250ml(1 杯),或啤酒 750ml(1 瓶);女性酒精摄入量 10~20g/d。隔两天喝 1 次;不饮酒者,不建议饮酒。

(8)维生素和矿物质补充剂:平衡膳食不需要补充,除非有缺乏。

(9)血 LDL 高的患者:鼓励食用适量植物甾醇和甾醇酯。

(二)心功能不全患者膳食推荐

对于心功能不全患者,由于入量受限会出现体重下降、低蛋白血症等营养不良的表现,营养不良在心脏重症患者中非常常见,其发生率可高达 10%,且与发病率和死亡率的增加密切相关。充足营养有免疫调控、减轻氧化应激、维护胃肠功能与结构、降低炎症反应、改善患者生存率等作用。

具体建议如下:

(1)适当的能量:既要控制体重增长,又要防止心脏疾病相关营养不良发生。心力衰竭的能量需求取决于目前的干重(无水肿情况下的体重)、活动受限程度以及心力衰竭的程度,一般给予 25~30kcal/kg 理想体重。活动受限的超重和肥胖患者必须减重以达到一个适当体重,以免增加心肌负荷,因此,对于肥胖患者,低能量平衡膳食严重的心力衰竭患者,应按照实际临床情况需要进行相应的营养治疗(1000~1200kcal/d)可以减轻心脏负荷,有利于体重减轻,并确保患者没有营养不良。

(2)防止心脏疾病恶病质发生:由于心力衰竭患者能量消耗增加 10%~20%,且面临疾病原因导致进食受限,约 40% 的患者面临营养不良的风险。应根据营养风险评估评分,决定是否进行积极的肠内肠外营养支持。

(3)注意水电解质平衡:根据水钠潴留和血钠水平,适当限钠,给予不超过 3g 的限钠膳食。若使用利尿剂者,则适当放宽。由于摄入不足、丢失增加或利尿剂治疗等出现低钾血症时,应摄入含钾高的食物。同时应监测使用利尿剂者是否镁缺乏,并给予治疗,如因肾功能减退,出现高钾、高镁血症,则应选择含钾、镁低的食物。另外,给予适量的钙补充在心力衰竭的治疗中有积极的意义。心力衰竭时水潴留继发于钠潴留,在限钠的同时多数无须严格限制液体量。但考虑过多液体量可加重循环负担,故主张成人液体量为 1000~1500ml/d,包括饮食摄入量和输液量。产能营养物质的体积越小越好,肠内营养管饲的液体配方应达到 1.5~2.0kcal/mL 的高能量密度。

(4)低脂膳食:富含 ω-3 多不饱和脂肪酸,优化脂肪酸构成。食用富含 ω-3 脂肪酸的鱼类和鱼油可以降低高三酰甘油水平,预防心房颤动,甚至有可能降低心力衰竭死亡率。每天从海鱼或者鱼油补充剂中摄入 1g ω-3 脂肪酸是安全的。

(5)充足的优质蛋白质,应占总蛋白的 2/3 以上。对于合并某些慢性病的心力衰竭患者,可以选择低脂高蛋白膳食,即以瘦肉或低脂脱脂奶制品提供高动物蛋白。

(6)适当补充 B 族维生素:由于饮食摄入受限、使用强效利尿剂以及年龄增长,心力衰竭患者存在维生素 B_1 缺乏的风险。摄入较多的膳食叶酸和维生素 B。与心力衰竭及脑卒中死亡风险降低有关,同时有可能降低高同型半胱氨酸血症。

(7)少食多餐:食物应以软、烂、细为主,易于消化。

(8)戒烟、戒酒。

第五节　患者教育(危险因素管理和戒烟)

作为心血管疾病的危险因素之一,术前吸烟会增加患者肺部疾病发生率,延长伤口愈合时间。大量临床研究表明,戒烟可降低心血管疾病的发生率和死亡风险,其长期获益至少等同于目前常用的冠心病药物(如阿司匹林和他汀类药物)。同时,戒烟也是挽救生命最经济有效的干预手段,具有优良的成本-效益比。在"泰心"医院中,戒烟干预一般可以分为两类,即药物干预和非药物干预。但是由于术前准备时间较短,对患者进行宣教后,患者都会自觉不吸烟。因此,戒烟在术后康复管理中显得尤为重要。

一、非药物干预

戒烟治疗前,医师应先了解戒烟者的戒烟模式,对不同阶段戒烟者提供不同的建议。根据世界卫生组织的建议,对愿意戒烟者采用 5A 法[询问(ask)、建议(advice)、评估(assess)、帮助(assist)、安排随访(arrange)]帮助患者戒烟,对不愿意戒烟者采用 5R 法[相关(Relevance)、第二是风险(Risks)、第三是益处(Rewards)、第四是障碍(Roadblocks)、第五是重复(Repetition)]来增强戒烟动机。对于择期手术患者,应注意观察患者术前是否仍在吸烟,是否因不能吸烟而发生烦躁、易激惹、焦虑抑郁等不良反应,及时予以戒烟帮助。

二、药物干预

根据世界卫生组织和 2008 年美国戒烟指南建议,治疗烟草依赖,除存在禁忌证或缺乏有效性充分证据的某些人群(如妊娠女性、无烟烟草使用者、轻度吸烟者和青少年)外,临床医师应鼓励所有尝试戒烟的患者使用戒烟药物。

目前,许多欧美、亚太国家和地区都将烟草依赖视为一项独立疾病,并将戒烟药物纳入医保报销目录,对降低与烟草有关的疾病负担起到促进作用。一线戒烟药物包括伐尼克兰、尼古丁替代治疗(NRT)相关制剂和安非他酮等。

第六节 心理处方

一般而言,患者会对手术产生焦虑和恐惧情绪,对疾病恢复信心不足,从而增加手术刺激所产生的应激反应,不利于患者的术后恢复。相关研究显示,术前抑郁被视为心脏外科手术的独立预后指标,与伤口愈合延迟、术后感染率增高、疼痛阈值下降有关,其可以预测患者术后 6 个月至 5 年的死亡率、再入院率和功能恢复情况[19]。对于患者而言,术前心理干预能够降低应激反应,使他们了解自身疾病的一般知识、治疗目的及护理要点;降低与消除他们的不良心理因素,尽快适应住院患者角色;认识到心脏康复是一种综合医疗手段;掌握改善自身体能和肺功能的方法和技术;增强他们对手术的信心,积极配合手术与术后康复;提高他们的自我保健意识与能力,促进术后恢复;激励他们积极参与健康维护,主动寻求健康行为;改善他们的就医体验,提高患者满意度。在"泰心"医院,对于术前焦虑抑郁患者,我们常采用支持性心理干预、药物治疗以及物理因子疗法。

一、支持性心理治疗

认知因素在决定患者的心理反应中起关键性作用,包括对病因和疾病结果的态度,对治疗的预期作用的态度等,故支持性心理帮助主要的手段是认知行为治疗和运动指导。

心血管科患者常因对疾病不了解、误解和担忧导致情绪障碍。这需从心理上帮助患者重新认识疾病,合理解释患者心脏疾病转归和预后,纠正患者不合理的负性认知,恢复患者的自信心。健康教育可通过定期讲课形式或一对一咨询方式进行,提高患者对自身疾病的认识,使患者正确理解治疗方案,促使患者家属积极配合,支持和监督患者接受治疗。同时,耐心倾听和接受患者对疾病的描述,通过与患者的充分交流沟通,可重新取得患者信任,在对患者病情充分了解的情况下,结合本专业知识,对患者进行合情合理的安慰,给其适当的健康保证,打消其顾虑,使患者看到希望,恢复战胜疾病的勇气和信心[20,21]。治疗过程中,应多与患者和家属交流,及时解答患者的困惑,尤其是在患者有进步时给予患者鼓励,将心理支持贯穿治疗的始终。

二、药物治疗

具影响力的药物临床试验证明,对于合并心理适应问题或精神障碍的心理疾病患者,对症处理可改善患者的精神症状,提高生活质量[22]。目前常用的治疗药物有选择性5-羟色胺再摄取抑制剂、去甲肾上腺素和5-羟色胺抗抑郁(Nassa类)药物、氟哌噻吨美利曲辛复合制剂等。采取药物治疗时应慎重在医师指导下用药。

三、物理因子治疗

患者在术前可能会出现因担心手术而产生的焦虑抑郁,引起失眠、精力不足的现象,从而不能更好地耐受手术。脑电仿生电刺激仪是一种通过直接数字频率合成技术合成脑电仿真低频生物电流,通过粘贴于两耳侧乳突、太阳穴或风池穴部位表皮的电极,用仿生物电自颅外无创伤地穿透颅骨屏障刺激小脑顶核区的电疗设备。此电流刺激可启动颅脑固有神经保护机制,改善脑部血液循环,从而治疗失眠情况。在"泰心"医院术前短期的准备过程中,治疗师会对相关焦虑抑郁或者失眠的患者进行1天1次的脑电仿生电刺激治疗,从而缓解患者的术前紧张状态(图5-6-1)。

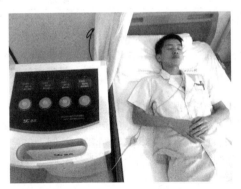

图5-6-1　脑电仿生电刺激治疗

第七节　术前宣教

目前,尚未提出标准化的术前宣教方案。一般包括患者的自身准备、用物准备、相关制度介绍、安全教育、术后床位安排、术后配合要点、术后症状管理及个体化指导,可在一定程度上减轻患者和家属的焦虑恐惧情绪,使患者更好地配合治疗,加快术后恢复。在"泰心"医院中,术前宣教常进行于术前1天。

一、术前宣教形式

常用的术前宣教形式如表 5-7-1 所示,但应根据实际情况进行选择。在实施术前宣教前,我们会根据患者的年龄、文化程度、性格和病情差异等选择适宜的宣教方式。对于文化程度较高、理解能力较强的患者,多采用口述宣教,但要注意语言的规范性,重点突出,科学准确。对于文化程度较低、表达能力较差的患者,多采用图片、录音等依托宣教,语言简洁,通俗易懂,易于接受。

在"泰心"医院,常采用如图 5-7-1 所示的宣教形式:①个体化宣教采用康复手册、微信公众号、微视频与讲解示范相结合的多样化教育方式,提高健康教育效果。一般多以文字搭配图画/动画的形式,由医护人员推荐给患者和家属,深入浅出,易于掌握。②集体宣教采用播放录像、讲解示范及实地观摩相结合的方式,促进患者与患者、患者与家属、家属与家属之间相互沟通、相互纠正、相互鼓励。在舒适和谐的氛围中,了解疾病相关知识及注意事项。③通过集体宣教和个体化宣教相结合的宣教形式,由接受过专业训练的医护人员进行,在节约护理人力成本的同时多方位满足患者需求。

表 5-7-1　宣教方法比较图表(除特别指出外,包括成人和儿童)

类型	优点	缺点
阅读	患者可以回顾材料	需要治疗师帮助患者理解
讲座	对指导者而言有时效,有成本效益	互动程度低,能够安抚,但不能参与
演示	将感觉加入学习中解决问题	治疗师需要精通所教授的内容
视频	便携,以图像和声音为媒介	昂贵,互动程度低,能够安抚,但不能参与
录音带	便携,可用于视力受损患者	昂贵,需要电子设备
小组讨论	有效利用治疗师的时间,增加患者与患者的交流,提供相互支持	不能给予太多个人关注,可能较难控制
个人指导	治疗师可以根据患者需求进行一对一指导	耗时
游戏和指导下活动	常用于儿童,在游戏中快乐学习型	可能难以安排空间
口头和书面测试	以面对面沟通或者书面了解患者需求	需要一定的文化水平,比较耗时

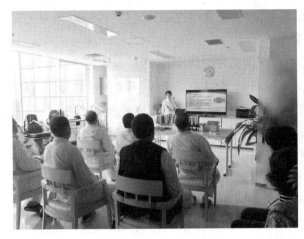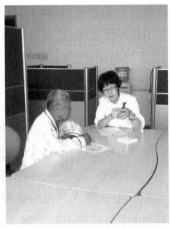

图 5-7-1 术前宣教

二、术前宣教内容

(一)一般准备

1.心理准备

术前患者和家属谈话(知情权)、心理疏导、签署知情同意书。术前一天,治疗师会一对一地与患者本人进行交谈,告诉患者术后清醒后身上会保留引流管,切忌因躁动恐惧而导致管道脱落。其次,一旦有不适感要及时呼叫 ICU 护士,术后早期康复也会介入到 ICU 中,因此要积极配合康复治疗师的工作,积极进行康复治疗。此外,交代给患者术后正常情况会在 ICU 观察 24~48 小时,生命体征平稳后会转到普通病房,告知患者需要保持平和心,积极应对手术。

2.生理准备

(1)适应性训练:除上述处方外,还应进行其他指导,包括体位转移、排便、起床、睡眠、咳嗽和咳痰等。

(2)体位转移:指导患者正确的体位摆放位置,并指导患者进行体位转移。由于心脏手术创口较大,致使患者行动不便,故教导患者在固定伤口的基础上,进行体位转移。转移主要包括以下两种方式:①床上卧位转移:患者仰卧,双手固定在胸前创口处,用双足撑起臀部,同时将臀部移向转移侧。在臀部侧方转移后,再将肩、头向同方向移动。②卧位至坐位转移:按照上述步骤将身体移至床边,将双腿移到转移侧床沿下,用转移侧前臂支撑自己的体重,另一侧前臂固定胸前创口,同时将头、颈和躯干向上方侧屈,顺势用转移侧手支撑身体,使躯干直立。

(3)排便:由于水分摄取不足和利尿剂等药物的使用,患者易产生便秘,应告诚患者尽量避免过度用力排便产生,以免造成过度心脏负荷(Valsava 效果),多食用粗纤维食物,适度补充水分。

(4)起床和睡眠:早晨为心肌梗死的易发时间段。起床后身体处于脱水状态,血管会更容易出现栓塞,应养成早睡早起,起床后不慌张、不着急的好习惯。睡眠不足会使心衰加重,应注意睡眠和休息,避免产生或残留疲劳感。

(5)咳嗽和咳痰:包括体位引流技术、胸部叩击和震颤排痰技术等,目的在于充分引流呼吸道分泌物,促使气道通畅,下降气流阻力,减少支气管和肺的感染。

在"泰心"医院中,术前需要患者掌握的咳嗽咳痰技术,包括:①训练有效的咳嗽反射:向患者解释咳嗽要领,第一步先缓慢深吸气,以达到必要的吸气容量;第二步吸气后稍闭气片刻,以使气体在肺内得到最大分布,同时气管到肺泡的驱动压尽可能保持持久;第三步关闭声门,以进一步增强气道中的压力;第四步通过增加腹压来增加胸膜腔内压,使呼气时产生高速气流,促使分泌物移动,随咳嗽排出体外。咳嗽时腹肌用力收缩,腹壁内陷,一次吸气可连续咳嗽 3 声,停止咳嗽,并缩唇将余气尽量呼尽;再缓慢吸气,或平静呼吸片刻,准备再次咳嗽。若深吸气可诱发咳嗽,可试着继续分次吸气,争取肺泡充分膨胀,增加咳嗽频率。咳嗽一般不宜长时间进行,可在晨起后、夜眠前及餐前半小时进行。②哈咳技术:嘱患者深吸气,在用力呼气时说"哈"引起哈咳,此法可减轻疲劳,减少诱发支气管痉挛,提高咳嗽、咳痰的有效性。

(6)输血和输液:根据病情,有备无患。

(7)预防感染:增强体质,避免和纠正引起抗感染能力下降的因素;应用抗生素情况。

(8)胃肠道准备:术前 12 小时禁食、术前 4 小时禁水;必要时胃肠减压;注意营养及水电解质平衡。

参考文献:

[1] Sawatzky JA, Kehler DS, Ready AE, et al. Prehabilitation program for elective coronary artery bypass graft surgery patients: a pilot randomized controlled study. Clinical rehabilitation. 2014; 28(7):648–657.

[2] Arora RC, Brown CHt, Sanjanwala RM, et al. "NEW" Prehabilitation: A 3–Way Approach to Improve Postoperative Survival and Health–Related Quality of Life in Cardiac Surgery Patients. The Canadian journal of cardiology. 2018;34(7):839–849.

[3] Sousa–Uva M, Head SJ, Milojevic M, et al. 2017 EACTS Guidelines on perioperative medica-tion in adult cardiac surgery. Eur J Cardiothorac Surg. 2018;53(1):5–33.

[4] Pouwels S, Hageman D, Gommans LN, et al. Preoperative exercise therapy in surgical care: a scoping review. Journal of clinical anesthesia. 2016;33:476–490.

[5] Frownfelter DL, Dean E. Cardiovascular and pulmonary physical therapy : evidence to practice. 5th ed. St. Louis, Mo.: Elsevier/Mosby; 2012.

[6] Hulzebos EH, van Meeteren NL, van den Buijs BJ, et al. Feasibility of preoperative inspiratory muscle training in patients undergoing coronary artery bypass surgery with a high risk of post-operative pulmonary complications: a randomized controlled pilot study. Clinical rehabilitation. 2006;20(11):949–959.

[7] Lai Y, Huang J, Yang M, et al. Seven–day intensive preoperative rehabilitation for elderly pa-tients with lung cancer: a randomized controlled trial. J Surg Res. 2017;209:30–36.

[8] Silveira JM, Gastaldi AC, Boaventura Cde M, et al. Inspiratory muscle training in quadriplegic patients. J Bras Pneumol. 2010;36(3):313–319.

[9] Laoutaris ID, Dritsas A, Brown MD, et al. Effects of inspiratory muscle training on autonomic activity, endothelial vasodilator function, and N–terminal pro–brain natriuretic peptide levels in chronic heart failure. J Cardiopulm Rehabil Prev. 2008;28(2):99–106.

[10] Huang J, Lai Y, Zhou X, et al. Short–term high–intensity rehabilitation in radically treated lung cancer: a three–armed randomized controlled trial. J Thorac Dis. 2017;9(7):1919–1929.

[11] Santa Mina D, Scheede–Bergdahl C, Gillis C, et al. Optimization of surgical outcomes with prehabilitation. Applied physiology, nutrition, and metabolism = Physiologie appliquee, nutrition et metabolisme. 2015;40(9):966–969.

[12] Alat I, Inan M, Gurses I, et al. The mechanical or electrical induction of medullary angiogen-esis: will it improve sternal wound healing? Tex Heart Inst J. 2004;31(4):363–367.

[13] Santana LS, Gallo RB, Ferreira CH, et al. Transcutaneous electrical nerve stimulation (TENS) reduces pain and postpones the need for pharmacological analgesia during labour: a randomised trial. J Physiother. 2016;62(1):29–34.

[14] Sbruzzi G, Silveira SA, Silva DV, et al. Transcutaneous electrical nerve stimulation after tho-racic surgery: systematic review and meta–analysis of 11 randomized trials. Revista brasileira de cirurgia cardiovascular : orgao oficial da Sociedade Brasileira de Cirurgia Cardiovascular. 2012;27(1):75–87.

[15] Sobajima M, Nozawa T, Fukui Y, et al. Waon therapy improves quality of life as well as car-diac function and exercise capacity in patients with chronic heart failure. International heart journal. 2015;56(2):203–208.

[16] Efremushkin GG, Duruda NV. [Effect of complex sanatorium treatment including magnetother-apy on hemodynamics in patients with arterial hypertension]. Voprosy kurortologii, fizioterapii, i lechebnoi fizicheskoi kultury. 2003(3):9–12.

[17] Cider A, Sunnerhagen KS, Schaufelberger M, et al. Cardiorespiratory effects of warm water immersion in elderly patients with chronic heart failure. Clin Physiol Funct Imaging. 2005;25(6): 313–317.

[18] Cider A, Svealv BG, Tang MS, et al. Immersion in warm water induces improvement in cardiac function in patients with chronic heart failure. Eur J Heart Fail. 2006;8(3):308–313.

[19] Yaghoubi A, Safaie N, Azarfarin R, et al. Evaluation of cardiovascular diseases and their risk factors in hospitalized patients in East azerbaijan province, northwest iran: a review of 18323 cases. The journal of Tehran Heart Center. 2013;8(2):101–105.

[20] Carney RM, Blumenthal JA, Freedland KE, et al. Depression and late mortality after myocardial infarction in the Enhancing Recovery in Coronary Heart Disease (ENRICHD) study. Psychosom Med. 2004;66(4):466–474.

[21] Berkman LF, Blumenthal J, Burg M, et al. Effects of treating depression and low perceived social support on clinical events after myocardial infarction: the Enhancing Recovery in Coronary Heart Disease Patients (ENRICHD) Randomized Trial. JAMA. 2003;289(23):3106–3116.

[22] Glassman AH, O'Connor CM, Califf RM, et al. Sertraline treatment of major depression in patients with acute MI or unstable angina. JAMA. 2002;288(6):701–709.

第六章 术后重症监护室(ICU)内康复

第一节 术后ICU康复的价值与意义

心脏外科手术是对患者侵袭较高的手术，手术后的患者不可避免地会进入到重症监护病房(intensive care unit, ICU)当中，以便监测潜在危及生命的情况，更好地管理患者的疾病、损伤和并发症[1]。深度镇静和卧床休息已成为机械通气患者常规医疗护理的一部分。然而，ICU中的安静卧床及长时间机械通气会导致患者全身功能的低下(表6-1-1)，造成肺部并发症(例如呼吸机相关性肺炎)、神经肌肉并发症(例如ICU获得性肌无力)、以及精神功能障碍(例如谵妄)风险增高，从而损害其身体功能，降低出院后生活质量[2]。例如，研究表明机械通气超过2天就会出现神经肌肉的虚弱无力，超过22天就会导致5%~10%的ICU患者发生慢性危重症[3]。

早期康复治疗是指在循证医学的基础上，有针对性地对某一种临床疾患制订的治疗及康复措施，其特点是及时、高效、有效地针对患者的疾病进行康复[4]。实施康复干预可能对预防ICU综合征的发生及改善患者预后方面有积极作用[5]。最近一项系统综述表明，ICU早期心脏康复是安全的，能够降低患者死亡率，缩短患者ICU停留和住院时长，缩短机械通气和谵妄时间，改善患者独立功能状态(功能、活动能力、肌肉力量)，并且使患者在出院时具有更好的功能表现和生活质量[6]。因此，在ICU中进行早期的康复干预是非常必要的。

大量研究证明了ICU早期康复对患者的益处，Dong Z.Yu B等[7]进行了一项包含60名机械通气患者的随机对照试验，康复组进行1天两次的康复治疗(主要包括主动抬头、体位转移、床旁训练)，具体训练时长和强度根据患者状况而定，结果发现康复组患者能更早实现首次离床，并且机械通气以及ICU停留时间更短。一项包含104名ICU机械通气患者的随机对照试验表明，在ICU中进行早期的物理治疗(PT)以及作业治疗(OT)，并减少镇静，不仅能够缩短患者机械通气时长，还能显著增加患者独立功能状态，缩短谵妄时间[2]。

此外，有少量针对心脏外科手术后患者的研究证实了ICU早期康复的效果。一项包含106名CABG患者的前瞻性随机研究表明，与对照组相比，早期的心脏康复(根据患者状况依次进行抬头,仰卧位转为坐位,坐在床旁,坐在椅子上,坐位转为站位,床旁步行训练)可以显著降低康复组患者机械通气时长,住院时长以及 ICU 停留时长[8]。最近 Tariq MI 等[9]对 174 名 CABG 和心脏瓣膜病外科手术后的患者进行随机对照试验,实验组进行≤3METs 的身体活动训练(坐在床边,站立,坐在椅子上),结果发现实验组呼吸频率、氧饱和度、呼吸困难、收缩压下降得到显著改善,并且 ICU 停留时长缩短。

综上所述,心脏外科术后早期开展心脏康复对于废用症候群及各种并发症的预防是至关重要的,并且早期康复还能够促进术后早期的身体功能及 ADL 能力的改善。因此,国际上许多国家已经将心外科术后早期的离床并进行适当锻炼作为临床治疗中的常规路径。

表 6-1-1 安静卧床的危害

肌肉	肌萎缩、肌力低下、摄氧能力下降
关节	肌腱、韧带、关节囊硬化、萎缩、屈伸性下降
骨	骨质疏松、骨脆性
心脏	心肌萎缩、心肌收缩力下降、输出量下降、心力储备能力下降
血管	循环障碍、水肿、压疮、直立性低血压
血液、体液	血液量减少、贫血、低蛋白
内分泌、代谢	代谢激素分泌下降、易感染、肥胖、出现胰岛素抵抗性、高脂血症
呼吸器官	呼吸肌萎缩、肺不张、肺炎、通气-血流障碍
肾、尿路	肾血流量减少、肾结石、尿失禁
消化器官	消化液分泌减少、吸收不良、便秘
神经、精神心理	平衡感觉减弱、假性痴呆症、幻觉、臆想、失眠、抑郁

第二节 术后 ICU 康复评估

一、术前信息的收集

心脏血管外科手术的术前状态、手术方式、手术情况的把握都是非常重要的。这些信息对于患者术后的状态、术后并发症发生的风险、术后机械通气时间、ICU 停留时间都能起到决定性作用。因此,术前信息的正确收集对于术后心脏康复的实施起到重要指导作用。术前信息一方面是通过术前询问和评估患者得到,例如心血管疾病危险因素、身体功能、ADL 等;另一方面主要是通过浏览患者病历及与医生交流获取。

(一)年龄、性别、体形

1.年龄

年龄是任何手术都需要注重的一个信息。近年来,关于高龄患者在心脏外科手术后的死亡率及并发症、合并症的研究报道越来越多,结果也表明年龄是影响手术结果和预后的重要因素[10,11]。因此,在康复过程中也需要将年龄考虑进来,对于高龄患者,尤其是那些合并脑血管、骨关节等病史的患者,需要根据情况调整心脏康复计划的进程,在康复治疗过程中注意防止意外事件的发生,有时需要适时延迟心脏康复的开展。而对于年龄较低而且无特殊并发症的患者,一般康复进程会比较顺利。

2.性别

性别与心血管疾病的患病率、心血管疾病危险因素、术后并发症、术后死亡率都存在相关性。除此之外,术后疼痛、身体功能的恢复情况等与康复实施密切相关的因素都存在显著的性别差异。

3.体形

有研究报道,术前过高的身体质量指数(BMI)会导致术后并发症较高以及术后住院天数较长[12,13]。重度肥胖的患者卧床时内脏脂肪会对腹部脏器形成压迫,从而导致横膈膜的活动范围降低,肺泡换气量因此也会低下并形成无气肺[14]。BMI过低的患者往往对疼痛会比较敏感,还需要注意一些患者术后因为食欲缺乏而导致的营养不良。除此之外,对于一些过度肥胖且身体功能较差的患者,在治疗尤其是体位变换过程中会比较困难。以上这些状况都会对康复治疗的过程产生影响,因此,我们需要根据患者的体形做出一些应对,例如预防一些过度肥胖患者术后并发症的产生。

(二)现病史、既往史(并存疾病)

1.现病史

心脏外科手术的基础疾病以及现病史的把握是术后进行心脏康复的基本前提。基础疾病的存在与否,患病期间、手术期间、术后恢复过程中这些疾病的变化都是需要关注的。例如,患者术前NYHA心功能的分级(表6-2-1)、术前身体活动能力状况、术前自觉症状的程度及运动耐量的情况、手术的紧急程度、循环系统状况、呼吸系统状况。以上这些情况对于术后心脏康复的开始进行以及是否推迟或延长都有可能产生影响,因此需要准确的把握。

表 6-2-1　NYHA 心功能分级

Ⅰ级	患者有心脏病,但日常活动量不受限制。一般体力活动时不引起过度疲劳、心悸、气喘或心绞痛
Ⅱ级	心脏病患者的体力活动受到轻度限制,休息时无自觉症状,但平时一般活动下课出现疲劳、心悸、气喘或心绞痛
Ⅲ级	心脏病患者体力活动明显受限制。小于平时一般体力活动时即可引起过度疲劳、心悸、气喘或心绞痛
Ⅳ级	心脏病患者不能从事任何体力活动,休息状态下也会出现心衰症状,体力活动后加重

2.既往史

肾功能障碍、肝功能障碍、呼吸功能障碍、骨关节疾病以及脑血管疾病史都是术后心脏康复开展延缓的常见原因。可以采取最近一项研究中使用的既往史疾病指数(表 6-2-2)来进行评估,从而能够量化既往史对术后结果的可能影响[15]。对于那些指数较高的患者,尤其需要注意防止术后不良事件的发生。

表 6-2-2　合并症对术后恢复的影响指数

指数	合并症
1	心肌梗死
	充血性心衰(劳力性呼吸困难、夜间呼吸困难等)
	末梢血管损害(间歇性跛行,冠脉搭桥术后、坏疽、未治疗的胸腹部主动脉瘤[(6cm 以上)])
	脑血管损害(既往脑血管病史的遗留障碍、一过性脑缺血发作)
	认知障碍
	慢性肺疾病(轻微劳力性呼吸困难发生)
	胶质性血管病(多发性硬化、中等程度以上的关节性风湿、全身性关节囊性溃疡)
	消化性溃疡
	轻度肝疾病(不伴有门静脉高压的轻度肝硬化、慢性肝炎)
	糖尿病(三大合并症、未进行饮食疗法)
2	中-高度肾功能损害(肌酐水平≥3mg/dL,正在接受透析治疗、肾移植术后、尿毒症)
	糖尿病
	肿瘤(在过去 5 年内没有明确转移)
	白血病(急性白血病、慢性白血病、真性红细胞增多症)
	淋巴瘤(包括淋巴肉瘤、多发性血管瘤、骨髓瘤)
3	中-重度肝功能损害(伴有门静脉高压的肝硬化)
6	转移性硬性肿瘤

二、临床状况评估

ICU 内康复评估至关重要的一点就是对患者临床状况的评估，只有对患者的病情有足够的了解和把握，才能根据患者目前的状况制订安全且有效的康复计划。作为一名治疗师，了解患者的临床状况主要通过浏览患者的病历以及进行一些体格检查(见图 6-2-3)。

浏览病历需要采集的信息:病史(尤其是影响到康复进程的相关病史,例如脑卒中)、手术情况(手术类型、手术时间、手术过程中是否出现意外状况等)、ICU 病程(是否脱机、脱机时间、循环是否稳定、是否有临时起搏器、IABP、ECMO 等医疗设备)、护理记录(体温、出入量、血压、心率的变化情况)、检验结果(血常规、血气分析、肝肾功能等)、检查结果(胸部 X 线片、超声心动、CT 等,注意手术前后对比)。通过浏览病历对患者病情有初步了解后,进入到 ICU 中与责任医生及护士进行交流,对患者病情有进一步的把握,针对病历中体现出的特殊情况充分交流沟通。

与患者进行接触时,注意观察病房内的设备(图 6-2-1),通过观察、询问,以及体格检查需要掌握以下信息:①血压、心率、心律、呼吸频率、体温是否正常(图 6-2-2,附件 11);②食欲、睡眠等身体状况;③胸痛、呼吸困难、心慌、眩晕、疲劳感等自觉症状;④水肿(手、足、面部等);⑤药物的服用情况。

目的:掌握患者临床状态后,根据患者的情况对预先设定的治疗计划进行适当调整,并在治疗过程中重点关注患者存在特殊情况的方面。例如患者静息状态下血压偏低,那么在治疗过程中需要注意避免患者血压过低,体位变化时,每个体位下需让患者适应一段时间,询问患者有无主观症状(头晕),并监测血压。

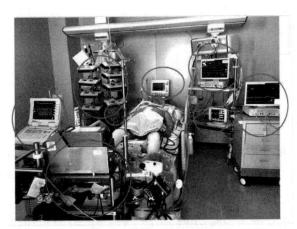

图 6-2-1　ICU 内常见设备

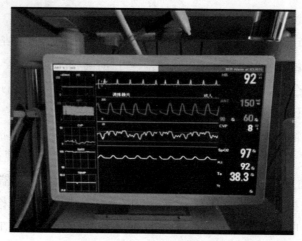

图 6-2-2　ICU 监护仪

ICU 康复训练记录单

姓名___ 性别___ 年龄___ 病案号___ 诊断___ 手术时间___年___月___日

基本情况	训练前评估			治疗实施训练状况	有无因特殊情况终止训练	治疗后状态	签字
	治疗前评估	生命体征	药物使用				
___年___月___日 ___时 □ICU 普通病房第___天 胸引：□有 □无 起搏器：□有 □无 其他：□ECMO □IABP □CRRT	意识_____ 疼痛：□无 □有： 部位_____ 评分___ 肌力：□异常 □无 MRC评分_____	BP:___/___mmHg HR:_____次/分 SPO_2_____% R:_____次/分 心律：□正常 □异常 肺不张：□无：□有	□多巴胺___ □异舒己___ □胺碘酮___ □舒芬太尼___ □肾上腺素___ □其他_____	□咳痰训练 □床上训练：□直腿抬高 □上肢上抬 □桥式训练 □床旁坐位训练：BP_____ HR_____ □床旁站立训练：BP_____ HR_____ □步行训练：□病房内 □病房外_____米 是否需要辅助 □需要 □自行训练 □其他：	□无 □有	BP:___/___mmHg HR:_____次/分 SPO_2_____% R:_____次/分 心律：□正常 □异常 Borg指数：_____	
___年___月___日 ___时 □ICU 普通病房第___天 胸引：□有 □无 起搏器：□有 □无 其他：□ECMO □IABP □CRRT	意识_____ 疼痛：□无 □有： 部位_____ 评分___ 肌力：□异常 □无 MRC评分_____	BP:___/___mmHg HR:_____次/分 SPO_2_____% R:_____次/分 心律：□正常 □异常 肺不张：□无：□有	□多巴胺___ □异舒己___ □胺碘酮___ □舒芬太尼___ □肾上腺素___ □其他_____	□咳痰训练 □床上训练：□直腿抬高 □上肢上抬 □桥式训练 □床旁坐位训练：BP_____ HR_____ □床旁站立训练：BP_____ HR_____ □步行训练：□病房内 □病房外_____米 是否需要辅助 □需要 □自行训练 □其他：	□无 □有	BP:___/___mmHg HR:_____次/分 SPO_2_____% R:_____次/分 心律：□正常 □异常 Borg指数：_____	
___年___月___日 ___时 □ICU 普通病房第___天 胸引：□有 □无 起搏器：□有 □无 其他：□ECMO □IABP □CRRT	意识_____ 疼痛：□无 □有： 部位_____ 评分___ 肌力：□异常 □无 MRC评分_____	BP:___/___mmHg HR:_____次/分 SPO_2_____% R:_____次/分 心律：□正常 □异常 肺不张：□无：□有	□多巴胺___ □异舒己___ □胺碘酮___ □舒芬太尼___ □肾上腺素___ □其他_____	□咳痰训练 □床上训练：□直腿抬高 □上肢上抬 □桥式训练 □床旁坐位训练：BP_____ HR_____ □床旁站立训练：BP_____ HR_____ □步行训练：□病房内 □病房外_____米 是否需要辅助 □需要 □自行训练 □其他：	□无 □有	BP:___/___mmHg HR:_____次/分 SPO_2_____% R:_____次/分 心律：□正常 □异常 Borg指数：_____	

第___页

图 6-2-3　ICU 康复训练记录单

（一）心功能

需要通过一些检查对患者的心功能有准确的把握，常见的心功能检查有心脏超声检查，这其中左心室收缩功能的代表性指标是左室射血分数（LVEF）。射血分数指每搏输出量占心室舒张末期容积量的百分比，是判断心力衰竭类型的重要指征之一，正常值为 50%~70%，一般 LVEF 在 40% 以下时就考虑左室收缩功能不全，30% 以下时为重度左室收缩功能不全[16]。在心脏康复的整个进程中，都需要不断监测患者心功能的变化情况,从而相应地调整治疗计划。运用此项指标时,需要注意一些心肌病或瓣膜病也会对 LVEF 的数值产生影响。

此外,需要确认患者有无术后心功能不全的发生,心功能不全会导致重要脏器供血不足,在这种情况下过量的运动会进一步加重患者的病情。每次治疗前都需要对患者末梢循环状况进行确认,末梢循环不良常见的表现有手足部的冷感、眼睑结膜的无血色等。

(二)冠状动脉狭窄

术前冠状动脉狭窄的部位和程度一般通过冠状动脉造影结果来确认,从而预计手术的方式。康复治疗前也需要对患者的冠状动脉情况进行把握,需要理解冠状动脉相对应的支配区域。除检查结果外,还需了解患者术前的运动耐量,出现症状或心肌缺血时的运动强度阈值,从而在术后康复过程中不断调整方案,做到循序渐进。在治疗过程中还可以确认 CABG 后心脏功能、心肌缺血、室壁运动异常、运动耐量等的改善,从而为患者进一步做出指导。

(三)心律失常的有无

术前的心电图波形掌握是很重要的,可以与术后及治疗过程的心电图进行比较从而鉴别是否出现新的心律失常或者心肌缺血。常见的心律失常有室性期前收缩(PVC)、心房颤动(AF)等。目前常用的 PVC 严重程度分级是 Lown 分类(见表 6-2-3)。心律失常及心肌缺血的有无是心脏康复实施的重要根据,详见普通病房康复相关章节。

尤其需要注意的是在康复治疗过程中一旦出现心律失常或心肌缺血的中止标准,例如出现新发房颤、Lown 分类Ⅳ-B 级以上等情况,需要及时停止治疗,观察心电图变化,询问患者症状,并及时与医生沟通,从而有效应对。

表 6-2-3 Lown 室性期前收缩分级法(1971)

O 级	无期前收缩
Ⅰ 级	偶发室性期前收缩,每小时≤30 次,或每分钟少于 6 次
Ⅱ 级	频发室性期前收缩,每小时>30 次,或每分钟大于 6 次
Ⅲ 级	多源、多形性室性期前收缩
Ⅳ-A 级	成对的室性期前收缩,反复出现
Ⅳ-B 级	成串的室性期前收缩(3 个或更多)反复出现,形成短暂室速
Ⅴ 级	早期发生的(R on T)现象

（四）胸部 X 线检查、胸部 CT 检查

胸部的检查是心脏康复进程中随时都需要关注的，通过胸部的检查可以一定程度地了解患者心脏及肺的状态，从而反映循环及呼吸系统的情况。肺部并发症是心脏外科术后常见的并发症之一，例如肺感染、胸腔积液、气胸等。因此，胸部 X 线片尤其需要注意的方面有心胸比、肺动脉阴影（是否有淤血）、胸腔积液、积气等情况。胸部 CT 可以判断一些肺部疾病的有无，冠状动脉及主动脉硬化的有无等。此外，还需注意要结合影像学检查与体格检查（视触叩听）及其他检查，例如观察胸廓形态的变化、患者的自觉症状、肺功能情况（肺活量、1 秒量等）。针对发现的问题，采取相应的措施（动态观察、肺康复干预、预防并发症）。

1. 术后胸部 X 线影像的特征

术后胸部 X 线影像与术前会存在一定差异，需要注意与术前有区别的特征包括气管插管、胸骨缝合钢丝、中心静脉管、Swan-Ganz 导管、人工瓣膜等，应当掌握这些特征的正常影像以及可能发生的异常变化。

2. 拍摄 X 线片条件的确认（卧位或立位）

拍摄 X 线片条件，尤其是体位的确认对于正确理解影像学表现是不能忽视的，术后的患者常见的拍摄 X 线片的体位有卧位和立位，患者在 ICU 时期一般是卧位下拍摄。卧位时胸部 X 线片常见的特征有：①骨阴影增强；②心阴影和纵隔阴影增大；③心胸比（CTR）增大；④胸水向背侧移动，肋膈角由钝变锐；⑤肺血流量增多，肺血管阴影增强。此外，拍片的距离、方向等条件都需要纳入考虑，相同拍摄条件下进行胸部 X 线片的比较会更加准确。

3. 观察要点

（1）肺淤血程度的确认

术后因为肺部血流增多，卧位拍片也增加肺部血流量，所以容易呈现肺淤血影像。术后肺淤血的有无及其程度的正确评价对于把握患者病情是重要的，一般经常对术后相同条件下拍片的胸部 X 线片进行前后时间的对比。

（2）心脏扩大程度的确认

心脏的扩大程度一般通过心胸比算出，心胸比是指在 X 线片上心脏横径与胸廓横径之比。心脏横径是指左、右心缘至中线的最大距离之和，胸廓横径是指通过右膈顶的胸廓内径。正常情况一般心胸比不超过 0.5，各种病因如心脏本身病理改变及继发于血流动力学改变的适应性增大所致的左心、右心增大均可导致心胸比增大，心胸比 0.51~0.55 为心脏轻度增大，0.56~0.60 为心脏中度增大，0.61 以上为心脏重度增大。通过将患者术前、术后的心胸比进行比较，从而判断

心脏是否有扩大的情况出现。如果出现扩大,需明确心脏扩大的程度及部位,并查明心脏扩大的原因,对于一些由于病情管理不当导致的心脏扩大应予以及时纠正,例如出入量不平衡。

(3)胸腔积液有无的确认

胸腔积液的有无可根据胸部 X 线片中肋膈角(肋骨及横膈膜夹角)是否钝化来进行判断,注意需要前后对比,动态观察。

(4)术后胸部各部位正常 X 线片的确认

需要对患者术后的肺、心脏、横膈膜、主动脉等部位的边界进行确认,从而可以判断是否出现一些异常状况,例如肺不张。

(五)生化指标(呼吸功能、肾功能、肝功能、贫血等)

呼吸功能对心脏外科手术的影响是巨大的,呼吸系统疾病也是心血管疾病患者常见的合并症,其中具有代表性的是慢性阻塞性肺疾病(COPD)。COPD 是心脏外科手术的重要影响因素,因此,术前对 COPD 的评估是不可或缺的。COPD 的严重程度一般根据 1 秒率(FEV1%)以及 1 秒率占预计值的百分比(%FEV1)来衡量(表6-2-4)。有研究表明,COPD 的严重程度会对心脏外科术后呼吸系统并发症、住院时长、30 天内死亡率等重要预后指标产生影响[17,18]。此外,血液检查的一些指标也需要关注,例如氧饱和度(SpO_2)、氧分压(PaO_2)等,这些对于把握患者的呼吸功能状态及其变化都是非常重要的。

肾功能的代表性指标有尿素氮(BUN)、血清肌酐(Cr)、尿素(UA)、肾小球滤过率(GFR)等。治疗前需要通过这些指标对患者的肾功能状态及其变化有一定的掌握,尤其是对于那些肾功能不全的患者,肾功能的变化情况有可能影响到康复的进程。

表 6-2-4 慢性阻塞性肺疾病的程度分类

COPD 肺功能分级	
Ⅰ级(轻度)	FEV1≥80%预计值
Ⅱ级(中度)	50%≤FEV1<80%预计值
Ⅲ级(重度)	30%≤FEV1<50%预计值
Ⅳ级(极重度)	FEV1<30%预计值或 FEV1<50%预计值伴呼吸衰竭

三、身体功能评估

有研究表明,患者术后的身体功能与患者预后状态存在明显的相关性[19]。此外,患者身体功能的评估对于康复干预是具有指导意义的,治疗师通过术前较为全面的身体功能评估了解患者术前的状态(详见术前评估章节),然后通过对患者术后的部分身体功能进行评估并与术前进行比较,根据评估结果及其变化及时对治疗方案进行调整。

(一)肌肉力量的评估

手术的打击、术后药物的使用以及卧床等原因都会导致患者术后肌肉力量出现下降,肌肉力量的下降会造成许多负面的影响,例如呼吸肌肌力下降造成的呼吸无力,下肢肌力的下降造成离床时的高跌倒风险。此外,肌力的评估还能够发现一些特殊情况,例如手术过程对神经的损伤,术后卧床对神经的压迫等。因此,术后需要及时对患者进行肌力的评估及干预,在 ICU 中常用的肌力评估方法有握力的评估、徒手四肢肌力的评估。握力的评估在术前和术后都是具有参考价值的,术前评估的数值可以有效地反映患者的功能状态并预测患者预后的情况,术后的评估可以反映患者当前的状态,动态的变化能够反映其恢复情况。例如 Fried 等[20]的研究中就报道了心血管健康研究(CHS)标准的使用能够有效反映患者的心血管健康状况(表 6-2-5)。此外,术后肌力的恢复程度也是体现康复治疗效果的指标之一。

徒手肌力评估有经典的 Lovett 分级法(表 6-2-6)和进一步细化的 MRC 分级法(表 6-2-7,附件 12)。心脏外科术后的患者常规情况下(无特殊并发症)主要针对肩、肘、腕、髋、膝、踝等关节处的大肌群进行评估即可,注意要将术后评估的结果与术前进行对比并观察动态的变化情况。

表 6-2-5 CHS(心血管健康研究)基准

项目	基准
体重下降	一年内体重下降 4.5kg 或自身体重减少 5%以上
易疲劳性	对患者提问在过去一周内的 CES-D 的两项问题,患者回答一周有 4 次以上的以下回答: (1)做什么事情都觉得很麻烦 (2)做事情感觉做不好

(待续)

表 6-2-5 （续）

项目	基准
活动能力低下	使用 MLTA(简易版)的 18 个问题对患者进行提问,计算出患者在一周内的身体能量消耗总量(kcal) 男性<383 kcal/周 女性<270 kcal/周

项目			
握力低下	男性	BMI ≤24	≤29kg
		BMI 24.1~26	≤30kg
		BMI 26.1~28	≤30kg
		BMI >28	≤32kg
	女性		
		BMI ≤23	≤17kg
		BMI 23.1~26	≤17.3kg
		BMI 26.1~29	≤18kg
		BMI >29	≤21kg
步行速度低下 15 步(4.57m)	男性		
		身高 ≤173cm	≥7 s
		身高 >173cm	≥6 s
	女性		
		身高 ≤159cm	≥7 s
		身高 >159cm	≥6 s

注:CES-D:Center for Epidemiologic Studies Depression Scale, MLTA: Minnesota Leisure Time Activity Questionnaire

表 6-2-6 Lovett 分级法

分级	表现
0	无可见或可感觉到的肌肉收缩
1	可扪及肌肉轻微收缩,但无关节活动
2	在消除重力姿势下能全关节活动范围的运动
3	能抗重力做全关节活动范围的运动,但不能抗阻力
4	能抗重力和一定的阻力运动
5	能抗重力和充分阻力的运动

表 6-2-7　MRC 分级法

级别	英文简写	特征
5	N	能对抗与正常相应肌肉相同的阻力,且能使全范围的活动
5⁻	N⁻	能对抗与 5 级相同的阻力,但活动范围在 50%~100%之间
4⁺	G⁺	在活动的初、中期能对抗的阻力与 4 级相同,但在末期能对抗 5 级阻力
4	G	能对抗阻力,且能完成全范围的活动,但阻力达不到 5 级水平
4⁻	G⁻	能对抗的阻力与 4 级同,但活动范围在 50%~100%之间
3⁺	F⁺	情况与 3 级相仿,但在运动末期能对抗一定的阻力
3	F	能对抗重力运动,且能完成全范围的活动,但不能对抗任何阻力
3⁻	F⁻	能对抗重力运动,但活动范围在 50%~100%之间
2⁺	P⁺	能对抗重力运动,但运动范围小于 50%
2	P	不能抗重力,但在消除重力影响后能做全范围运动
2⁻	P⁻	消除重力影响时能活动,但活动范围 50%~100%
1	T	触诊能发现有肌肉收缩,但不引起任何关节运动
0	Z	无任何肌肉收缩

（二）关节活动度（ROM）的评估

开胸手术后的伤口疼痛及伤口愈合需要会限制患者上肢的活动,因此肩关节的 ROM 会不可避免地受到影响,从而进一步导致患者 ADL 能力的恶化,尤其影响穿衣、洗头等动作。卧床导致的患者下肢 ROM 受限则会导致步态异常,降低步行的效率并增加跌倒的风险,影响患者术后身体功能的恢复。还有一些胸骨愈合不良的患者会进一步导致头部和肩关节的活动受限。因此,术后的关节活动度评估也是术后评估中的常规项目,如无特殊情况或并发症,主要针对患者肩、肘、腕、髋、膝、踝等四肢关节的活动度以及胸廓的活动性进行评估。

对策:根据患者术后评估结果以及与术前的比较,做出相应的思考和对策。例如患者术前肌力、关节活动度正常,术后明显下降,需明确具体原因,并及时与医生进行交流沟通,针对相应原因进行处理。需注意区分疼痛,药物等对患者评估结果产生的负面影响。

四、意识状态评估

术后患者的意识状态会受到术前及术后因素的影响,常见的术前影响因素有年龄、术前的精神状态、脑血管疾病、术前认知功能、术式、血液制剂的使用、药物;常见的术后影响因素有心房颤动、机械通气时长、血氧饱和度降低、肾功能障碍、少尿、水分不足等。由于意识障碍导致的并发症例如谵妄等,会导致患者 ICU 滞留时间延长并影响到康复治疗的进展,从而使患者的预后恶化,因此把握患者的意识状态并及时做出应对是非常重要的。

意识障碍,尤其是谵妄的有无与镇静的管理关系密切,目前镇静管理中常用的评估量表是 RASS(Richmond agitation-sedation scale, 表 6-2-8,附件 13)[21];镇静药逐渐停止,患者渐渐苏醒的阶段常用的意识评估量表有格拉斯哥昏迷量表(GCS: Glasgow Coma Scale, 表 6-2-9,附件 14)[22]和日本昏迷量表(JCS: Japan Coma Scale)[23]。GCS 是从睁眼、语言、运动三方面来评价的,第一级是昏迷小于 30 分钟,分数 13~15;第二级是昏迷 30 分钟至 6 小时,分数 9~12;第三级是昏迷大于 6 小时,分数低于 8 分。康复治疗干预前需要注意的是,RASS≤-3 的意识障碍及 RASS>2 的过度兴奋状态一般是不干预的,并与医生沟通,过度兴奋时是否需要增加镇静药的使用剂量。

对策:根据 GCS 评分结果,可以采取相应的干预策略。例如对于重度意识障碍(第三级)的患者,主要以被动运动为主,预防患者肌萎缩等并发症的产生,促进患者意识好转;中等意识障碍(第二级)的患者,主要进行床上训练,进一步促使患者清醒;轻度意识障碍患者应慎重进行离床训练,在训练过程中需随时监测患者的变化,预防跌倒等意外事件的发生;对于无意识障碍的患者,可正常进行康复干预。

表 6-2-8　RASS 镇静程度评估表

+4	有攻击性	有暴力行为
+3	非常躁动	试着拔出呼吸管,胃管或静脉点滴
+2	躁动焦虑	身体激烈移动,无法配合呼吸机
+1	不安焦虑	焦虑紧张但身体只有轻微的移动
0	清醒平静	清醒自然状态
-1	昏昏欲睡	没有完全清醒,但可保持清醒超过 10 s
-2	轻度镇静	无法维持清醒超过 10 s
-3	中度镇静	对声音有反应
-4	重度镇静	对身体刺激有反应
-5	昏迷	对声音及身体刺激都无反应

表 6-2-9　格拉斯哥昏迷量表（GCS）

检 查 项 目	患 者 反 应	评 分
睁眼反应	任何刺激不睁眼	1□
	疼痛刺激时睁眼	2□
	语言刺激时睁眼	3□
	自己睁眼	4□
言语反应	无语言	1□
	难以理解	2□
	能理解,不连惯	3□
	对话含糊	4□
	正常	5□
运动反应	对任何疼痛无运动反应	1□
	痛刺激时有伸展反应	2□
	痛刺激时有屈曲反应	3□
	痛刺激有逃避反应	4□
	痛刺激时能拨开医生的手	5□
	正常（执行指令）	6□
评分时间	评分分数	

五、心理评估

患者术后心理状态的评估是非常重要的，抑郁和焦虑是心外科手术患者中普遍存在的问题。这些心理问题会阻碍患者积极参与到心脏康复进程中,对患者的预后产生负面的影响,增加心血管事件的发生率[24]。目前有很多心理评估的问卷和量表,心外科中常用的量表有 PHQ-9 和 GAD-7 等（表 6-2-10）。

表 6-2-10　PHQ-9 抑郁症筛查量表

在过去的两周里, 你生活中以下症状出现的频率有多少? 把相应的数字总合加起来。

序号	项 目	没有	有几天	一半以上时间	几乎天天
1	做事时提不起劲或没有兴趣	0	1	2	3
2	感到心情低落,沮丧或绝望	0	1	2	3
3	入睡困难、睡不安或睡得过多	0	1	2	3
4	感觉疲倦或没有活力	0	1	2	3
5	食欲缺乏或吃太多	0	1	2	3

（待续）

表 6-2-10（续）

序号	项目	没有	有几天	一半以上时间	几乎天天
6	觉得自己很糟或觉得自己很失败，或让自己、家人失望	0	1	2	3
7	对事物专注有困难，例如看报纸或看电视时	0	1	2	3
8	行动或说话速度缓慢到别人已经察觉?或刚好相反——变得比平日更烦躁或坐立不安,动来动去	0	1	2	3
9	有不如死掉或用某种方式伤害自己的念头	0	1	2	3

对策:掌握心外科患者术后的心理状态,并与术前进行比较,对患者进行分类。对一般的患者通过简单心理干预减少患者的心理压力和负担;对有抑郁和自杀倾向的患者,请心理科进行会诊。

六、疼痛评估

疼痛的控制会显著影响患者康复治疗的参与程度，术后伤口的疼痛是在所难免的,过度的疼痛会降低患者的积极性和配合度。但是止痛药也存在一些副作用,例如头晕、恶心等,止痛药的过度使用同样会影响患者康复的进程。因此,疼痛的管理是临床当中的重要项目，对于无意识障碍的患者，常用的评估工具有 NRS(numeric rating scale)和 VAS(visual analog scale)。

NRS 即数字疼痛分级法(图 6-2-4,附件 15),是通过数字的形式让患者较好地量化自己的疼痛,0 代表无痛,10 代表剧烈的疼痛,NRS≥3 时需要临床干预;VAS 即视觉模拟评分法(图 6-2-5),在纸上面划一条 10 cm 的横线,横线的一端为 0,表示无痛;另一端为 10,表示剧痛;中间部分表示不同程度的疼痛。让病人根据自我感觉在横线上划一记号,表示疼痛的程度,VAS≥3cm 时需要临床干预。

对于存在意识障碍而无法主动表达的患者，需要评估者通过观察来对疼痛进行判断,例如国外常用的 BPS(behavioral pain scale)以及 CPOT(critical-care pain observation tool),主要是通过患者表情、身体的动作、肌肉紧张程度、人工呼吸机的顺应性等方面来进行评分。

对策:当发现患者存在疼痛管理不当时,及时与医生进行沟通,从而调整到适合康复干预的状态,在干预过程中需注意避免增加患者的疼痛感。

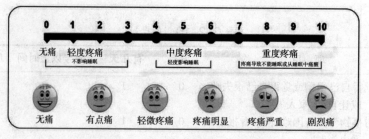

图6-2-4　NRS(numeric rating scale)

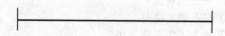

图 6-2-5　VAS(visual analog scale)

第三节　禁忌、开始标准、中止标准

一、禁忌

根据日本重症治疗医学会实行的《重症治疗的早期康复禁忌标准》,在 ICU 中进行早期离床和积极运动的禁忌原则及症状如表 6-3-1 所示,一般需要在符合适当的条件后进行心脏康复才是比较安全的。

表 6-3-1　ICU 患者早期离床的禁忌原则或症状

1. 没有主治医生许可的情况下
2. 过度兴奋而无法保持安静或者听从指示的情况(RASS>2)
3. 无法配合进行运动的严重觉醒障碍(RASS≤−3)
4. 处于不稳定的循环状态,主动脉内球囊反搏使用中(IABP)
5. 在服用大量强心药物下仍有低血压
6. 血压有大幅度改变或波动
7. 未进行治疗的主动脉瘤,会有破裂风险
8. 控制不良的疼痛
9. 控制不良的颅内压升高(220mmH$_2$O)
10. 处于头颈部损伤的不稳定时期
11. 严重骨折处于固定时期
12. 有活动性出血的情况
13. 导管或者输液线未固定好或者长度不够的情况下
14. 离床的安全性得不到保障的情况下

二、开始标准

心脏外科术后开始离床的标准如表 6-3-2 所示。心脏康复开始离床的时机判断是非常重要的，诸如，术后心功能较差、辅助循环装置如经皮心肺辅助(PCPS)或主动脉内球囊反搏(IABP)的使用、大剂量强心药物的使用等情况下，一般意味着患者并不太适合进行一些运动，需要跟主治医师反复沟通并确认患者病情趋于好转和稳定时再慎重选择合适的干预时机。此外，还有一些情况发生时也需要根据病情考虑是否延缓康复干预的时机，例如术前肾功能障碍的患者术后是否出现急性肾损伤。

表 6-3-2 心血管外科术后离床开始的标准

如果没有以下情况出现时，就可以进行早期离床的开展

1. 低心输出量表现(LOS)

　·人工呼吸机、动脉内球囊反搏器置入(IABP)、经皮心肺辅助装置(PCPS)等生命维持装置的使用

　·大量使用肾上腺素、儿茶酚胺等强心药

　·即便使用强心药，收缩期血压仍处于 80~90 mmHg

　·四肢冰冷感，无论自己承认不承认

　·代谢性辅助装置的使用

　·尿量：每小时尿量在 0.5mL/(kg·h)以下且持续 2 h 以上

2. Swan-Ganz 导管置入中

3. 安静时心率超过 120bpm

4. 血压不稳定(体位变换时血压有大幅度波动)

5. 心房颤动所致的血液循环不稳定(新发房颤、LOWN 分级 Ⅳ-B 以上的室性期前收缩 PVC)

6. 安静时出现的呼吸困难(呼吸次数一分钟不超过 30 次)

7. 术后出血倾向

三、中止标准

一般的早期康复的中止标准如表 6-3-3 所示。例如循环系统的异常状况，患者意识低下，呼吸急促等情况的出现时需要及时停止康复治疗，并注意观察患者的变化，与医生及时沟通并查明原因。需要注意的是，一些特殊的患者可根据其病情，并且在主治医师的同意下适当调整中止标准。

表 6-3-3　早期康复的终止指标

	项目/指标	判定基准值或状态	备注
全身神经症状	反应	明显的不良反应的出现	对于处于睡眠、昏迷状态的人进行呼唤
	表情 意识	苦闷表情、脸色苍白、 轻度以上的意识障碍的出现	
	身体不平衡 四肢随意性 姿势调节能力	危险行动的出现 四肢乏力出现 不能维持稳定的身体姿势,跌倒	
自觉症状	呼吸困难 疲劳感	突然主诉呼吸困难 出现呼吸困难、难以忍受的疲劳感、患者希望终止或者主诉疼痛	气胸,Brog 评分 5~8
呼吸器官	呼吸数 SPO$_2$	<5 fpm 或者>40fpm <88%	一次性情况除外 听诊等手段配合判断呼吸道闭塞
	呼吸模式	突然出现的吸气困难或者呼气困难	
	人工呼吸辅助器	不同步或者损坏	
循环器官	心搏数	运动开始后心搏数减少或者心跳加速	一次性情况除外
	心电图所示 血压	<40bpm 或者>130bpm 有心肌缺血风险、收缩压>180mmHg,收缩期或舒张期血压下降 20%,平均动脉压<65mmHg 或者>110mmHg	
通气器官	人工气道的状况、 经鼻胃营养供养	拔除的危险性(或者去除)	
其他	患者拒绝或者提出终止、有活动性出血风险、术后创伤未愈状态	身体体液的性状、创伤部位的撕裂风险	

第四节 ICU内康复措施

一、呼吸康复

以各种的徒手治疗技术、体位变换、姿势设定等为手段,达到改善肺换气的目的。但在治疗前要通过评估明确患者需要呼吸康复的原因,根据原因和目的从而制订适当的康复计划。在明确原因和目的的前提下,才可能达到预期的效果。常见的呼吸康复效果有:①呼吸方式的有效调节,例如胸式呼吸转变为腹式呼吸;②呼吸困难感的减轻;③换气的改善与促进;④扩大肺容量、促进肺泡扩张;⑤气道分泌物的移动及清除;⑥胸廓活动性的增大;⑦血氧的改善。

(一)清除气道分泌物

1.维持有效的黏膜纤毛功能

(1)气道的有效湿化:防止术后过度脱水;雾化时注意加温加湿。

(2)高氧环境可影响纤毛运动:高浓度、高流量吸氧。

2.增加通气量

(1)运动:增加肺通气量最有效的方法。例如翻身,床上进行双上肢前屈,双下肢抬高,桥式运动,离床活动等。

(2)体位的摆放:半卧位、坐位有利于膈肌的下降,增加功能残气量,有利于气道扩张;体位引流,如左下肺不张可采用右侧卧位。不主张采取头低脚高的引流体位。

(二)呼吸肌的放松

对于呼吸肌过度紧张的患者,通过手法或者理疗可以有效放松呼吸肌,从而改善患者的通气状况。例如颈部肌肉(图6-4-1)和肩胛骨周围肌肉的放松(图6-4-2)。

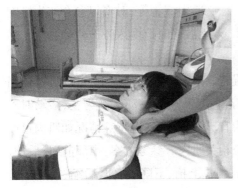
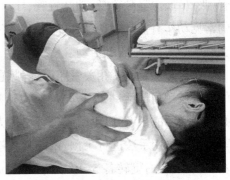

图6-4-1 颈部肌肉放松　　　　图6-4-2 肩胛骨周围肌肉放松

（三）挤压（Squeezing）手法

排痰体位下在呼气时对胸廓进行压迫，吸气时放开的手法。利用突然开放的气压增加呼气时的流速，以达到改善末梢换气和排除痰液的目的。

效果：促进气道分泌物的移动、换气量的增加、肺不张的改善、肺的膨胀容易度的改善。

（四）主动循环呼吸术（ACBT）

1.控制呼吸（放松状态下的平常呼吸）。

2.胸廓扩张练习（深呼吸）。

3.强制呼气（用力吹气：huffing）。

上述 1~3 构成气道异物清除法。

效果：气道异物清除、防止低血氧及气道闭塞，改善肺部功能。意识不清或不能自主控制的患者不适合此方法；用床把头抬高的半坐位等放松的姿势下进行效果最佳；适应后可进行自主练习。

二、床上训练

心脏外科术后的患者或多或少都会经历卧床的阶段，卧床会造成全身身体功能的下降并且增加并发症的发生风险。最常见的就是关节活动度及力量的下降，因此关节活动度和肌力训练成为康复治疗过程中不可或缺的一部分。在患者病情允许的前提下尽早进行床上康复训练能够有效避免其进一步恶化，并为下一步更好的离床运动做准备。根据患者的情况和需求，可以为患者设计不同的床上训练。

（一）翻身、体位转移训练

心脏外科术后患者肢体功能一般较好，翻身和体位转移训练时主要注意管路的安全问题以及患者伤口疼痛、愈合的情况。常见的需要注意的管路有鼻饲管、吸氧管、深静脉置管、动脉置管、导尿管、胸腔引流管等。对伤口愈合产生影响的常见动作有扩胸、双上肢同时向后撑床、双上肢同时拉拽床旁护栏等。

（二）头部、颈肩部活动

在告知患者注意相关管路（深静脉置管、鼻饲管等）的前提下，可以进行适当的头部及颈肩部活动，一般情况下以治疗师指导、患者主动活动为主，活动时不必强求活动的角度，以不引起患者不适为宜。若治疗师发现特殊情况如肌肉过度紧张可以采用手法进行干预，帮助其放松相关肌肉。参考方案：颈部前屈、后伸、左右侧屈、左右旋转各 5~10 次为 1 组；肩胛骨上抬、下降、前伸、后缩、前后环转各 5~10 次为 1 组；1 天 2~3 组。

（三）四肢肢体活动

按照患者是否能够自主运动可以简单将运动的种类分为被动活动、辅助下活动、自主活动以及阻力下活动。根据患者的状况选择适当的运动方式，例如患者由于脑卒中导致肌力下降为Ⅱ级，则采用辅助下活动的方式帮助其进行训练。

对于上肢的肢体活动，为保持肩、肘、腕关节的活动度及肌肉力量，主要以上肢上抬为主（肘关节伸直时肩关节前屈），未避免影响伤口愈合，角度不宜过大，一般达到肩关节前屈90°即可，1次治疗一般2~3组，每组5~10次。活动过程中注意与呼吸的配合，如为锻炼肌力则注意发力时需呼气，如为增加通气量，可在手臂上抬时吸气（增加胸廓的容积）。除此之外，还可进行握力的锻炼。

下肢的肢体活动，主要以髋、膝、踝关节的活动度训练以及股四头肌肌力训练为主。参考方案：髋、膝、踝关节各方向上活动5~10次为1组，直腿抬高训练5~10次为1组（图6-4-3），1次治疗一般2~3组。

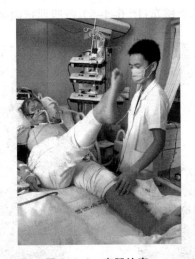

图 6-4-3　直腿抬高

（四）桥式运动

桥式运动能够帮助患者锻炼核心肌群的力量，增强躯体的运动和控制能力。如图6-4-4所示，锻炼时患者取仰卧位，膝关节屈曲，双足底平踏在床面上，用力使臀部离开床面。如患者力量较差，治疗师可帮助患者完成，例如一只手掌置于膝关节上方帮助固定，另一只手从患者臀部下方帮助完成该动作。一般1次治疗2~3组，1组10次左右。

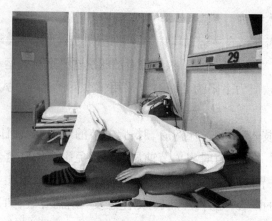

图 6-4-4　桥式运动

（五）其他：床上踏车、呼吸肌及呼吸方式锻炼等

根据患者的情况还可以采取很多其他的床上锻炼，可以借助一些器械帮助患者进行锻炼。例如床上踏车（图 6-4-5）、呼吸肌抗阻训练（图 6-4-6）等。

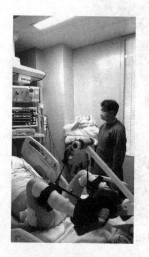

图 6-4-5　床上踏车

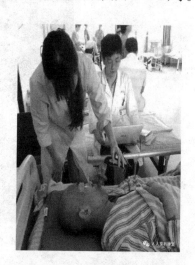

图 6-4-6　呼吸肌抗阻训练

三、早期离床训练

如果患者符合离床的条件（表 6-2-12），根据患者的情况，术后从 ICU 开始直至出院分阶段渐进地强化活动功能（表 6-4-1）。ICU 中的早期离床训练（图 6-4-7）主要分为以下几步：①体位转移练习：卧位–坐位–站立位；②床边坐；③离床坐：例如轮椅；④站立训练：可使用辅助器具如助行架；⑤踏步，提踵，简单步

行。离床训练是患者逐渐过渡到步行训练的重要过程,通过在 ICU 中早期对患者进行离床训练,使他们能够更安全、快速地进入到步行训练阶段。心脏康复训练程序可根据各医院实际情况进行调整, 泰达国际心血管病医院心外科术后一般康复流程是参照日本心血管外科术后康复流程(表 6-4-2)进行改良的。

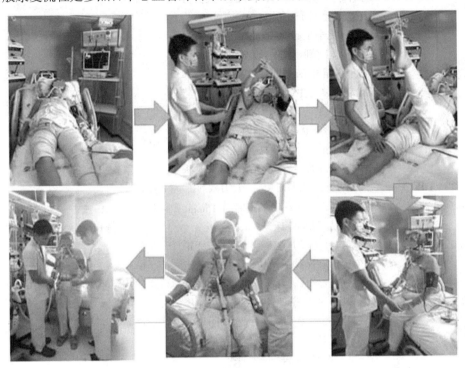

图 6-4-7 ICU 术后常规康复训练

表 6-4-1 泰达心血管病医院心外科术后康复流程

时间	活动内容	活动时间	活动场所	备注
术日	1. 肺部听诊,了解患者胸部 X 线片情况 2. 术后 4h 内吸痰,了解患者痰液性状、量及对氧合的影响 3. 病情稳定后,每两小时 90° 左右翻身,结合肺部听诊予体疗仪治疗 5~10 min 及手法辅助排痰 5~10 min 4. 机械通气患者抬高床头 30° 以上,保持肢体功能位置 5. 拔插管后患者抬高床头坐起,指导患者活动四肢、抬臀、翻身等动作	2~3 次/日	ICU	心电监护下

(待续)

表 6-4-1 （续）

时间	活动内容	活动时间	活动场所	备注
术后第 1 天	1. 第一步:升高床头坐起,指导患者活动四肢、抬臀、翻身等动作,可在医护人员协助下尝试坐起 15~30min 2. 第二步:完全坐起 30~60min,自己进餐,自己在床上擦脸,洗手及用便盆 3. 评估患者精神心理状态,轻度焦虑抑郁以运动康复为主,明显焦虑抑郁给予药物治疗 4. 评估患者睡眠状态及影响因素。解决患者心理问题,适当镇痛;尽早使用镇静安眠药物,要短程、足量、足疗程,必要时联合用药,每种药都尽量使用最低有效剂量	2~5 次/日	ICU	心电监护下
术后第 2 天	1. 第一步:在床边晃动双脚,短时间<15min,可在医护人员帮助下床旁站立 2~3min 2. 第二步: 可在医护人员帮助下坐床旁轮椅 30min, 在医护人员协助下站立踏步 20~30 步 3. 转入病房:协助患者坐起,评估生命体征;协助站立,无异常可行走,询问患者感受,气促时站立做深呼吸;返回后测生命体征,如血压下降、心率加快、气急等报告医生调整方案；与患者沟通锻炼结果,强调未经医生及治疗师同意时不可独立行走	2~3 次/日	ICU 或普通病房	心电监护下
术后第 3 天	目标:行走 100m 1. 评估生命体征 2. 行走前下肢锻炼:双手扶餐桌,提踵,下蹲各 10 次。观察患者反应 3. 行走 100m,中途可做深呼吸 4. 返回后测量生命体征如出现: 血压过度变化、心率过度变化、气急等报告医生调整方案 5. 与患者沟通锻炼效果,告知患者不能独立行走,预防跌倒	2 次/日	普通病房	心电监护下

（待续）

表 6-4-1（续）

时间	活动内容	活动时间	活动场所	备注
术后第 4 天	目标:能独立步行 200m 1. 方案同第 3 天 2. 做初步出院计划，根据患者风险因素指导其改变不良生活习惯	2 次/日	普通病房	心电监护下
术后第 5 天	目标:能独立步行 300m 方案同第 3 天	2 次/日	普通病房	
术后第 6 天	1. 出院评估:6 分钟步行能力/CPX。肺功能评估 2. 回家需要走楼梯者,可进行阶梯试验		普通病房	
术后第 7 天	出院宣教:冠心病二级预防;回家后运动处方;突发心脏事件的处理;术后注意事项		普通病房	

表 6-4-2　日本心血管外科术后康复治疗日程表

时期	实施日	运动内容	病房内康复完成情况	排泄情况	其他
0	/	他人辅助下进行四肢被动活动、坐位练习、呼吸训练	上下肢的自主运动、呼吸训练	床上	静态障碍问题确认
I	/	坐位	坐位　10min×＿次		
II	/	立位、能完成足踏（测量体重）	立位、足踏×＿次	便携式马桶	
III	/	室内步行	室内步行×＿次	室内,可自由使用	室内可自由活动
IV-1	/	病房内步行(100m)	100 米步行×＿次	病房内,自行如厕	病房内可自由活动
IV-2	/	病房内步行（200~500m）	200~500m 步行×＿次	医院内,可自行如厕	院内自由活动,运动负荷试验
V	/	台阶训练	物理治疗室进行	医院内,可自行如厕	有氧运动疗法为核心的运动治疗

四、重症患者康复

（一）脱离心肺辅助设备和人工呼吸机的治疗

1.术后心肺辅助设备的应用

常用的术后辅助循环设备为主动脉内球囊反搏（IABP）和经皮心肺辅助设备（PCPS），这些设备以药物疗法为基础辅助心肺循环，暂时替代心脏泵功能，加速心功能恢复。因此，安装 IABP 和 PCPS 的患者应积极参与康复治疗，加快心脏功能恢复。

（1）IABP 的结构和效果

自大腿股动脉插入留置主动脉内观察主动脉波动，通过与心动周期同步的放气，达到辅助循环的作用。具体来说，在舒张早期主动脉瓣关闭后瞬间立即充气球囊，大部分血流逆行向上升高主动脉根部压力，增加大脑及冠状动脉血流灌注，小部分血流被挤向下肢和肾脏，轻度增加外周灌注。和在等容收缩期主动脉瓣开放前瞬间快速排空气囊，产生"空穴"效应，降低心脏后负荷、左心室舒张末期容积及室壁张力，减少心脏做功及心肌氧耗，增加心输出量 10%~20%。降压药物或强心药虽然可以使末梢血管收缩，血压升高，但也可能使心肌耗氧量增加，肾脏、肝脏、脑等其他主要器官的血流量减少，而 IABP 能够在不收缩末梢血管的基础上提高压力，减少心肌耗氧量，同时增加心率，改善冠状动脉血流量。

（2）PCPS 的结构和效果

PCPS 一般是经皮肤从股静脉和股动脉分别插入导管，从右心房脱血，经人工肺氧化后的血液再从动脉送回，完成心脏和肺的辅助过程的系统。也就是说，其目的是改善因心率增加而引起的心力衰竭和呼吸衰竭。通过流量辅助达到心输出量的 50%~70%，相当于 IABP 的 3~5 倍辅助能力。但是，PCPS 因为以下几个原因不能单独使用。

1）如果患者心输出量下降而无左心室收缩，仅靠 PCPS 辅助脉压，就会引起末梢循环障碍，为了促进循环，需要同时使用 IABP。

2）由于 PCPS 的送血管是由股动脉插入的，因此会产生逆行性血流，为了使后负荷增大，需要同时使用 IABP。

3）PCPS 只能够辅助体循环，不能辅助冠状动脉循环，需要同时使用 IABP。

2.术后人工呼吸机的应用

手术中应使用人工呼吸机，其脱离标准如表 6-4-3 所示，对于可能长期应用人工呼吸机的患者，应积极预防呼吸机相关性肺炎（VAP）的发生，临床上推荐30°以上的半坐位管理。另外，近年来发现患者术后发生 ICU 获得性肌无力

(ICU-AW)和 ICU 获得性谵妄(ICU-AD)会影响其生存率。这些疾病发生于治疗开始后 48 小时，且发生于长期依赖 IABP 和人工呼吸机等辅助设备治疗的患者,我们将讨论维持各种身体功能的床上康复流程。

表 6-4-3 人工呼吸机脱离标准

	脱机标准
a.良好水平	·呼吸训练
	·能够顺利完成指示动作
	例①上肢能否上抬
	例②舌能否前伸
	·自主呼吸稳定:1 次换气量达 4mL/kg 以上
b.血液循环状况	·血压和心率稳定
	·末梢冷感改善
c.血氧情况	FIO$_2$ 达 60% 以下,PaO$_2$ 达 70mmHg 以上
d.出血	无出血倾向
	脱机顺序
e. PEEP	缓慢降至 5mmHg 以下
f.压力支持	缓慢降至 5mmHg 以下
g.呼吸机设定	SIMV 8X→4X→进行 CPAP

注:PEEP:呼气末正压;FIO$_2$:吸入氧浓度;PaO$_2$:动脉血氧饱和度;SIMV:同步间歇指令通气; CPAP:持续正压通气

3.辅助循环下的康复治疗介入时间和评估

(1)循环状况评价(心力衰竭是否有改善倾向)

若已经安装辅助循环设备,Forrester 分类的 subset Ⅳ(重症)的患者无法进行积极的康复治疗。处于 subset Ⅳ 的患者也需要确认从入住 ICU 到现在的循环状态变化(是否有改善倾向)以及治疗情况,从而确定康复治疗的介入时间和具体内容。使用 Swan-Ganz 导管要求能够进行循环指标的实时监测,是康复治疗介入的重要指标(表 6-4-4)。另外,辅助循环设备的循环辅助力的设定包括撤除和脱离等(表 6-4-5),为了准确表达循环状况的指标,要确认辅助循环装置的设定状况。

表 6-4-4　循环状况的评估指标

循环状况指标	基准值	关联因素	
		高值	低值
心排血量 （CO）	4~8L/min	·心肌收缩力下降 ·循环血量下降 每单位体表面积 的 CO 增加	后负荷上升
心指数 （CI）	2.5~4.2L/(min/m^2)		
混合静脉血氧饱和度 （SvO$_2$）	75%左右		·动脉血氧饱和度下降 ·耗氧量增加 ·血红蛋白浓度下降 ·心率下降 ·发热,贫血
肺动脉楔压 （PCWP）	6~12mmHg	·左心衰竭 ·肺充血	·循环血量减少
中心静脉压 （CVP）	2~8mmHg	·左心衰竭 ·输液过量	·循环血量减少
肺静脉压 （PVR）	<250(dyne·s)/m^5	·肺血管收缩 ·肺血管内壁肥厚 ·肺血管狭窄	·肺血管扩张
外周血管阻力 （SVR）	800~1200(dyne·s)/m^5	·末梢血管收缩 ·血管弹性下降 ·血液黏性下降	·末梢血管扩张 ·血管弹性增加 ·血液黏性增加

表 6-4-5　辅助循环设备相关参数设定

主动脉内球囊反搏(IABP)	
参数	设定
触发模式	心电图、动脉压、基本连接设备
辅助比	1:1、1:2、1:3
经皮心肺辅助设备(PCPS)	
参数	设定
转数	远心泵的转数(R.P.M)
流量	设定转数相对的实际流量(mL/min)
氧浓度	通过人工心肺的氧气浓度(FIO$_2$)

（2）意识水平、中枢神经、精神状况评估

若患者已经安装辅助循环设备，为了避免循环状况剧烈变化和身体活动导致的管理困难，医护人员应及时进行止痛和消肿。但是，目前患者经常发生脑血管疾病、谵妄等并发症，非必要情况尽量不要进行深度镇静麻醉处理。因此，尽早进行意识水平和中枢神经相关评估，有助于确定患者是否发生脑血管疾病或大脑低灌流引起的脑部缺氧。

在辅助循环过程中，身体不能自由移动，患者的心理压力相较于平常更加明显。因此，康复治疗应尽可能减轻患者的痛苦和睡眠问题，确保患者能够得到充足的照料。

（3）呼吸训练

若已经安装辅助循环设备，为避免管路闭塞、折叠所造成的血液循环不良以及 IABP 的球囊收缩扩张不良，限制了患者的体位转换，因此在安装辅助循环装置的情况下，原则上不能使用呼吸训练。但是，在体位引流的效果远超过体位变换的风险时，可以在多方(医生、治疗师、护士)的共同合作下进行，以促进气道正常化，改善通气血流比为目的，以更换患者体位为中心的呼吸训练。但是，进行体位变换易引起循环状况变化(尤其是体位性低血压)和管路闭塞及折叠。因此，康复治疗师需确认患者血液循环状况，慎重实施。

（4）关节活动度训练

若患者已经安装辅助循环设备，其处于镇定状态下身体主动活动显著降低。另外，插管后大腿股动脉导管限制下肢活动。对于心力衰竭患者而言，若无肢体活动，易导致关节挛缩或身体水肿。因此，为了防止关节挛缩，最好尽早进行(除插管下肢关节、膝关节以外)关节活动。对于关节活动度训练，即使在身体活动被限制的情况下，也可以缓解患者的精神痛苦。

由于安装了辅助循环设备，导致患者下肢制动，压迫腓神经，可能会造成腓神经麻痹。若患者可以根据治疗师指令进行活动，治疗师应对患者进行腓神经运动和感觉障碍评估。

3.脱离心肺辅助设备和人工呼吸机后的观察事项

设备脱离前，要确认脱离时间和从脱离至目前的呼吸循环变化情况，以及药物和血氧情况。例如，在心肺辅助设备和人工呼吸机脱离后，可考虑减轻强心药物和氧浓度。若呼吸循环状态稳定，患者可在医生指导下离床。在术后急性期，患者疼痛和全身状态不断发生变化，因此在康复治疗进行前，治疗师应仔细询问护士获取患者的最新情况。不当的康复治疗会使患者疼痛剧烈，进而使呼吸状态不佳,所以责任医生在康复治疗之前试着使用药物以控制疼痛也是很重要的。

4.脱离心肺辅助设备和人工呼吸机后的注意事项

脱离心肺辅助设备和人工呼吸机后,即使患者呼吸循环稳定也不应该立刻离床。首先,患者在抬头状态下进行关节的主动和被动等热身活动,而后观察患者做轻负荷运动时呼吸循环动态的变化。

检查项目:①意识状态;②呼吸状况;③血压、心率、心电图;④贫血症状、排液;⑤四肢末梢水肿、颜色、温度;⑥观察呼吸状况和胸部听诊;⑦神经系统(运动和感觉)评估。

第五节　手术注意事项

一、冠状动脉旁路移植术

冠状动脉粥样硬化性心脏病(冠心病)是目前威胁人类健康最常见的后天性心脏病,在我国,其发病率自 20 世纪 80 年代以来呈明显上升趋势。自 1966 年 Kolessov 使用乳内动脉,其后 Favajoro 等使用大隐静脉,跨过严重狭窄的冠状动脉病变部位,将其吻合到管腔尚好的远端冠状动脉上,即冠状动脉旁路移植术(CABG)取得成功以来,冠状动脉外科取得重大进展。

(一)手术方式及开胸部位

CABG 手术可有两种方法,常规体外循环下 CABG 和非体外循环手术技术。常规体外循环下行 CABG,术野清晰,操作准确,吻合口通畅率高,是大多数外科医生常用的手术技术,适用于血管条件较差,病变广泛弥漫的患者。非体外循环心脏跳动下的 CABG 作为常规技术的改进,体现在减少手术的创伤和并发症;其可免除体外循环对患者的不利影响,如代谢紊乱、体外血管活性物质的激活和释放、心肌顿抑、对肺功能和肾功能处于边缘状态患者的打击、出血和血栓形成等并发症;同时,还能缩短气管插管、术后监护和住院时间,节省医疗费用。但外科医生要掌握好手术适应证,对于那些心脏显著扩大、心率失常、冠状动脉管腔缩小,管壁硬化严重或同时需要进行其他心脏手术的患者,宜在体外循环下手术。手术切口包括胸骨正中切开(图 6-5-1)或微创小切口冠脉搭桥术,小切口应用于不停跳非体外循环冠脉搭桥手术。手术一般采用左前外侧横切口,从左侧第四肋间进行手术,切口仅有 7~8cm。

(二)搭桥血管的选择

1. 乳内动脉

乳内动脉是 CABG 手术搭桥血管的首选,左乳内动脉与冠状动脉前降支吻

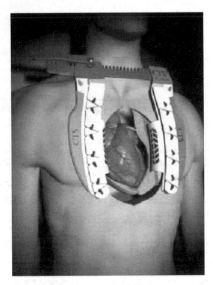

图 6-5-1 胸骨正中切开

合,10 年通畅率在 90% 以上。但其缺点是壁薄、腔脆、易痉挛、易出血、长度有限、需较高的吻合技术。

2. 大隐静脉

大隐静脉是最常用和易于取材的血管,口径较大,长度一般足够。大隐静脉由于内膜损伤、过分牵拉和其他原因易出现内膜增厚和血管硬化,1 年内可能发生静脉吻合口近端狭窄、血栓形成,10 年通畅率在 50% 左右。

3. 桡动脉

桡动脉是 CABG 常用的血管之一,10 年通畅率可达 80% 以上。可与乳内动脉联合进行完全动脉化的 CABG。并发症少,但有少数患者术后感到拇指小范围麻木。

4. 胃网膜动脉及腹壁下动脉

由于其更易痉挛等原因临床应用较少,中期和远期通畅率尚不明确。

(三)基本流程(见图 6-5-3)

(四)术后康复注意事项

体外循环仪器的使用与术后循环系统的不适应症状有关,包括脑栓塞、全身炎症反应综合征、凝血功能异常导致出血量增加、术后心脏功能低下所致低心排出量综合征(LOS)、房颤(AF)等并发症发生率升高,术后需引起注意。

搭桥血管的选择中,动脉移植的远期通畅率高于静脉。尤其是乳内动脉,术

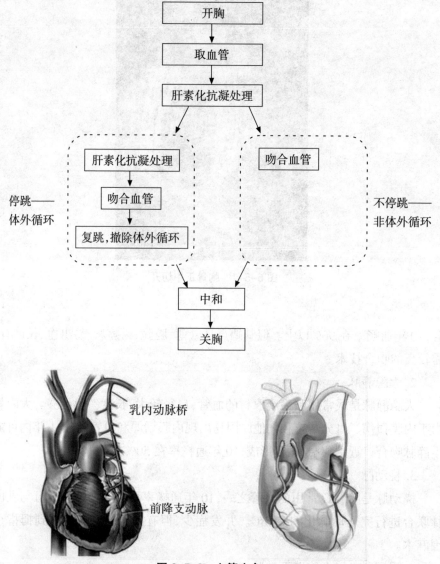

图 6-5-3　血管吻合

后出现动脉硬化的概率很低。但是,选取桡动脉需注意其易痉挛的特点,可给予钙离子拮抗剂及硝酸制剂预防血管痉挛。另外,选取桡动脉及大隐静脉时,术后活动时需注意肢体部位的创伤。

胸骨正中切开的患者,术后 3 个月内需保持胸骨稳定,建议上肢训练负荷在 3kg 以下,术后一段时间内在生活方面也需注意;MIDCAB 由于没有胸骨切开,可早期进行上肢负重训练,加速回归社会。

进行紧急手术的患者,术前症状的严重程度是术后预后不良的主要原因。而且,与择期手术相比,需注意。

二、瓣膜手术

目前,由于老年人中患有主动脉瓣狭窄及瓣膜退行性疾病的数量日益升高,进行瓣膜置换的外科手术例数也随之增加。对瓣膜疾病患者而言,"换瓣"手术可有效改善心脏功能,提高生活质量,所以建议在疾病早期进行手术。瓣膜置换术中最常见的为主动脉瓣疾病,其次为二尖瓣疾病。

对于主动脉瓣疾病(主动脉瓣狭窄、主动脉瓣关闭不全),主要使用人工瓣膜进行主动脉瓣置换(AVR)进行治疗。主动脉瓣置换需在胸骨正中切开及体外循环条件下进行,主动脉切口位于主动脉基部远端1cm处,先后切除三个瓣叶,清除瓣环上的钙化组织,将人工瓣膜与瓣环缝合,确认着床到位后,检查左右冠状动脉开口是否通畅,然后缝合。人工瓣膜包括机械瓣和生物瓣,主动脉瓣膜疾病的患者常用生物瓣,其原因是老年人数较多。

二尖瓣疾病(二尖瓣狭窄、二尖瓣关闭不全),可采用二尖瓣置换(MVR)或二尖瓣成形术(MVP)治疗。两种手术方式均需在胸骨正中切开及体外循环的条件下进行,于左心房右侧切口到达二尖瓣。行二尖瓣置换术的患者切除病态瓣膜,根据不同情况,使用机械瓣或生物瓣与瓣环缝合,确认通畅后缝合。二尖瓣成形术的患者需将脱垂的二尖瓣瓣膜切除,然后移植人工腱索,在扩大的瓣膜周围加上成形环,最终达到缩小瓣环的目的。二尖瓣成形术的手术对象多为由于二尖瓣脱垂造成二尖瓣关闭不全的患者。二尖瓣疾病进行手术的患者中,瓣膜成形术(见图6-5-4)例数最多,然后依次为机械瓣和生物瓣的置换(见表6-5-1、图6-5-5)。

三尖瓣疾病常与其他瓣膜疾病同时存在,多由二尖瓣疾病导致继发性三尖瓣关闭不全,常采用三尖瓣成形术治疗。

表6-5-1 人工瓣膜及成形环

	机械瓣	生物瓣	成形环
适用于	生物瓣不适用的患者	高龄患者、妊娠及希望怀孕的女性、出血风险高的患者	超声心动图检查瓣膜形成的可能很高时
优点	耐久性高	不易产生血栓,术后窦性心律稳定后,可以考虑在窦性心律3个月后停止抗凝治疗	左心室功能得以保留;不需使用华法林进行抗凝治疗
缺点	易形成血栓,需长期进行抗凝治疗	耐久性较差,存在再次手术的可能性	存在再次手术的可能

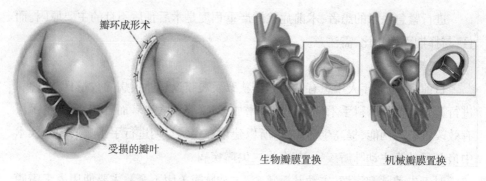

图 6-5-4　瓣膜成形术　　　　　　　图 6-5-5　瓣膜置换术

术后康复注意事项：

在主动脉置换手术中，去除体外循环仪器后，血压于升主动脉处开始上升，术后康复过程中需注意此处切口的出血量。还应注意的是，在主动脉瓣环附近存在刺激传导系统，术后需仔细观察心电图，因为如果因外科操作造成此处损伤，可能会引起房室传导阻滞。

在二尖瓣置换术和二尖瓣成形术中，由于收缩压直接施加于二尖瓣，因此控制较低的收缩压(90~100mmHg)有利于保护瓣膜修复部位和人工腱索。术后康复期间需注意控制血压。此外，二尖瓣成形术后可能存在残余反流，可能出现术后心力衰竭，因此术后需注意超声心动图。但是，由于二尖瓣成形术中保留了自体瓣膜，对术后生活质量有重要影响，不仅不需要长期抗凝治疗，还可以避免人工瓣膜并发症的风险。还应注意的是，人工瓣膜(特别是机械瓣)术后存在出血风险，因为患者术后需长期服用抗凝剂华法林，并且存在瓣膜功能障碍和人工瓣膜感染的风险。

三、大血管手术

大血管病变手术逐年增加。手术病因主要为非解离性主动脉瘤和主动脉夹层。主动脉瘤的手术适应证为腹部≥50mm，胸部≥60mm；主动脉夹层的手术适应征为 Stanford A 型，夹层累及升主动脉，无论远端范围如何，则表明为急性手术；Stanford B 型，夹层累及左锁骨下动脉开口以下的降主动脉，出现动脉瘤破裂或脏器缺血，也是手术的适应证。

升主动脉置换(见图 6-5-6)采用胸骨正中切口，经右心房、右心耳分别于上、下腔静脉内插入引血导管，或在右心房内插入单根引血导管。经股总动脉插入给血导管，建立体外循环。降低体温，心包膜腔内做局部深降温。游离动脉瘤远侧与无名动脉间的远段升主动脉,阻断血流,注入心脏停搏液,在动脉瘤两端切断深主动脉,采用人工血管替换、缝合。

主动脉弓置换术(见图 6-5-7)采用胸骨正中切口开胸,做股动脉插管和上、下腔静脉分别插管建立体外循环,同时全身冷却深低温停循环逆行脑灌注下进行手术,手术期间加强对脑组织的保护,切除病变主动脉弓,人工血管的吻合按末梢、中枢、弓部的顺序进行吻合。

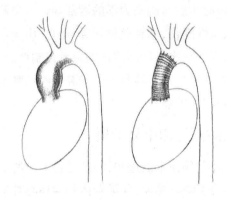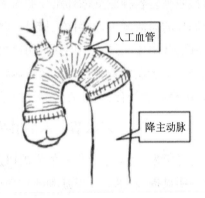

图 6-5-6　升主动脉置换　　　　图 6-5-7　主动脉弓置换

在胸腹主动脉置换手术(见图 6-5-8、6-5-9)中,采用左胸廓切开术,部分体外循环下进行,通过分段阻断主动脉进行人工血管置换,积极重建肋间动脉并维持脊髓灌注压,体外循环期间的温度控制通常在亚低温下进行（直肠温度在31℃~33℃）。

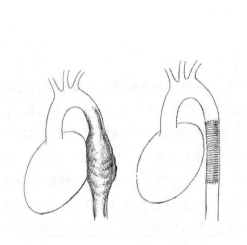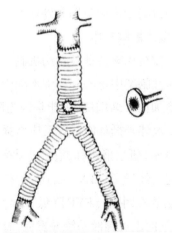

图 6-5-8　胸部主动脉置换　　　　图 6-5-9　腹部主动脉置换

术后康复注意事项：

在升主动脉置换手术和弓形主动脉置换手术中，必须停止循环并采取措施保护大脑（超低温治疗和脑外体外循环）。与其他手术相比，术后脑梗死、意识障碍、谵妄等发生率较高，因此需注意术后中枢神经系统的并发症，并且由于主动脉弓置换术中人工血管的吻合部位较多，需注意伤口出血情况。

在胸腹主动脉置换手术中，脊髓不仅接受来自 Adamkiewicz 动脉的血流，而且接收来自各种侧支循环路径的血流，因此术后血流动力学的紊乱导致来自侧支循环的血流减少，并可能引起脊髓的缺血性损伤，如脊髓梗死等。而且，由于左胸廓切开术比胸骨正中切开术切口更疼，因此在康复期间需帮助患者控制疼痛。此外，由于左侧胸廓切开是通过塌陷肺来确保视野，容易发生胸腔积液和肺不张，影响血液氧合，因此有必要注意术后肺部并发症。

第六节　术后并发症的预防和康复干预

近年来，随着心脏外科的发展以及体外循环技术的进步，心脏外科手术的安全性明显提高，术后并发症和死亡率也显著下降。然而，伴随着体外循环心脏手术的风险依然存在。这主要是因为心外科手术通常会涉及人体的重要器官，因此其创伤性和复杂程度均较高，所以在一定程度上也会增加患者术后并发症的发生风险[25]。

目前临床上较为常见的心外科围术期并发症有心律失常、心肌梗死、下肢深静脉血栓、肺部并发症、谵妄等。由于心外科患者术后病情重且变化快，因此需加强围术期的护理，密切观察患者的病情变化，及时发现并提前采取相应的预防和康复措施以减少术后早期并发症的发生概率。

一、围术期脑卒中

（一）流行病学特征及发病机制

缺血性脑卒中是心外科围术期中常见的一种严重并发症，其发生率会随着年龄的增加而逐渐增高，可能是因为随着年龄增长，患者对于术中麻醉药物、术中低温以及体外循环灌注等反应增强，易导致脑组织氧代谢失衡进而出现神经系统疾病等。研究报道称，冠状动脉旁路移植术后的脑卒中发生率为 3.1%[26]。先前的研究已经证实，LEVF≤50%、术后房颤及术后低血压是 CABG 后脑卒中发生的独立危险因素，LEVF 降低、术后低血压均会导致脑灌注压下降，脑组织氧供不足，继而出现神经系统并发症，有效预防术后房颤可明显降低术后神经系统并发症的发生风险[27]。

脑卒中会引起各种功能障碍,主要表现为:意识障碍、运动障碍、感觉障碍、言语障碍以及吞咽障碍等。运动障碍通常表现为肌力降低、肌张力增高、肌群间协调异常。围术期脑卒中会导致患者的死亡率和发病率显著增加,同时对医疗保健系统造成巨大的财政负担。一项收集了 1999—2011 年共计 668 627 名全国住院患者样本的大样本数据分析显示:围术期脑卒中是冠脉搭桥术后住院死亡率和发病率的独立危险因素和强有力的预测因素,会导致死亡和发病率的风险升高 5 倍[28]。

(二)预防手段及康复措施

在围术期监测血压尤为重要,无论患者既往是否有高血压病史。因紧张、焦虑等情绪波动,围术期应激状态以及其他原因如有效循环血量过多或过少、尿潴留、疼痛等均可导致患者血压波动,所以首先要加强血压的监测。抗血小板聚集治疗对于脑卒中的预防和治疗都尤为重要,在无禁忌证的前提下,应该遵医嘱让患者长期服用抗血小板聚集药物,临床应用最多的是阿司匹林和氯吡格雷。

脑卒中是临床患者在围术期的常见并发症,早期健肢位摆放能够提升患者的肢体功能恢复效果,同时为患者开展后续的功能训练建立基础。这是因为健肢位摆放能够在神经系统对外部刺激最为敏感的时期使患者尽快适应,从而有效避免关节挛缩、肌挛缩等情况的出现[29]。目前临床最常应用的良肢位有以下几种。

1.健侧卧位(见图 6-5-10)

头部放于枕上,颈椎略偏向患侧,躯干与床面垂直,健肢朝下,患肢前伸,与肩关节成 90°,胸前放一软枕,肩、肘关节呈抱物状,腕关节屈曲,手指展开,患侧下肢髋关节屈曲,膝关节下及足下放一软枕,健侧髋关节伸展,膝关节屈曲。

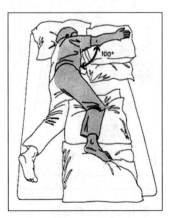

图 6-5-10　健侧卧位

2.患侧卧位(见图 6-5-11)

头部舒适位,胸部抬高,颈部屈曲,躯干后旋垫枕,患肢在下,上肢伸直,肩胛骨伸展,肩关节屈曲 90°,手指伸展,下肢伸展,膝关节屈曲,踝关节跖屈,健侧上肢自然位,下肢膝关节、髋关节屈曲 90°,踝关节跖屈,给予患侧关节适当加压。

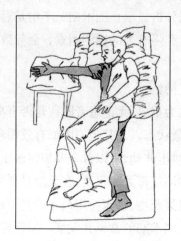

图 6-5-11　患侧卧位

3.仰卧位(见图 6-5-12)

头部平枕转向患侧,上肢平放于身体两侧,患侧肩关节外展,下方置软枕,手臂伸直,手指伸展,拇指向外伸展,下肢伸直,腘窝下置软枕,膝关节屈曲,脚下置足托,每次 30~60 分钟。

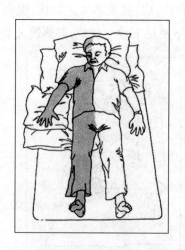

图 6-5-12　仰卧位

4.床上坐位(见图 6-5-13)

将枕头垫于患者身后,髋关节屈曲 90°,上肢放于身前,该体位仅在患者进食、排泄时使用。

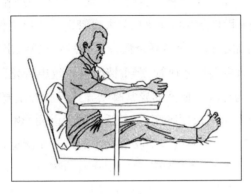

图 6-5-13 床上坐位

5.轮椅坐位(见图 6-5-14)

患者取坐位,后背与轮椅间置一个木板,臀部尽量靠后,两侧上肢放于身前,前臂旋前,手指伸展,膝关节屈曲 90°,双脚自然下垂,建议每 2 小时辅助帮助患者变换 1 次体位[30]。

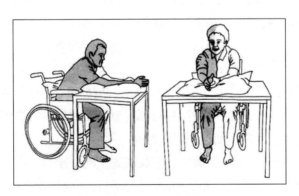

图 6-5-14 轮椅坐位

对于患者运动障碍的治疗,临床主要采用基于神经肌肉促进技术的康复技术:Bobath 技术、Brunnstrom 技术、Rood 技术以及本体感觉神经肌肉促进技术。

围术期的功能活动以被动训练为主,旨在通过被动的运动使肌肉产生伸展、拉伸等作用力,进而有效避免肌肉功能障碍的出现[31]。

二、下肢深静脉血栓

(一)流行病学特征及发病机制

先前研究显示:心外科手术后发生下肢静脉血栓是多因素所致的综合征,主要是由于心脏中存在丰富的末梢神经,在血压、血容量的病理和生理调控中起到了关键作用,而心外科手术会对心脏及相关大血管造成直接损伤、经动脉血管壁传出刺激信号进而增加心肺感受器兴奋性,浸润并诱发患者出现下肢深静脉血栓[32]。深静脉血栓脱落后会堵塞血管,严重情况下导致患者死亡。

其发病机制主要为深静脉血液的异常凝结导致静脉腔阻塞使得静脉血液无法正常回流。同时,患者术后长期卧床,下肢活动过少进而影响下肢血液循环,使得血液流速减缓,加之患者的肌肉收缩功能在术后进一步减退,这都促使了深静脉血栓的形成。同时,因为手术创伤需要使用止血药物,这会使得患者体内的血小板水平上升,进而使血液呈现高凝状态。深静脉血栓主要采用彩色多普勒超声检查进行诊断。

(二)预防手段及康复措施

术前加强对于心外科患者的深静脉血栓的健康宣教,帮助患者提前了解其发病原因及其危害,充分提高患者的自查和防范意识。同时也提醒患者在术后若有相关症状出现应及时告知医生进行检查和治疗。饮食方面,指导患者进食清淡,以低脂、高纤维的食物为主,预防便秘,并且避免由于腹压增加而引起的静脉回流风险。同时在术后可以给患者阶梯式加压弹性绷带或者穿弹力袜,尤其是夜间休息时。这种措施主要是利用机械原理来促进下肢的静脉加速回流,能有效增加下肢静脉压力、促进血液回流等。与此同时,患者需要接受抗凝治疗,这也是预防深静脉血栓形成的重要手段,可以用低分子右旋糖酐、复方丹参注射液、低分子肝素等。在用药过程中需要注意的一点是:观察手术切口的渗血情况,注意患者是否有全身出血倾向并定期检测凝血时间。

术后麻醉未清醒状态下,帮助患者下肢摆放于抗血栓的姿势,在后续功能锻炼活动中指导患者正确的站姿和坐姿。麻醉清醒后,帮助患者在卧床状态下做勾脚趾、踝关节跖屈背屈交替动作以及交替蹬腿动作。对于麻醉苏醒欠佳或高龄等术后配合度较差的患者,使用间歇脉冲加压抗栓仪器等辅助患者进行双下肢间歇加压被动运动。对于深静脉血栓高危患者,术后24小时后应用速碧林4100IU皮下注射能够尽可能减少深静脉血栓的发生。康复治疗在患者的治疗过程中具有重要的应用意义。康复治疗可以有效地改善和促进血液循环、消除肿胀、加快愈合,同时避免组织粘连、关节僵硬以及肌肉萎缩,对于预防下肢深静脉血栓具有重要的应用意义。早期可以鼓励患者进行等长收缩的肌肉训练,这能够有效预防肌肉萎缩或者粘连,同时也实现了被动活动到主动活动的顺利过渡。每日根据计划指导患者进行下肢交替抬高 15°~25°的伸展屈曲运动,双腿交替 10 次为一个循环,在训练过程中注意让患者保持呼吸平缓。同时,每日需要对患者进行适当的腿部按摩,刺激血液回流,防止下肢深静脉血栓。

三、早期术后肺部并发症

(一)流行病学特征及发病机制

肺部并发症是心脏术后常见的并发症之一,主要是围术期肺炎或者呼吸衰竭。由于患者术前存在不同程度的心功能不全,易引起肺血流量增加,导致肺通气功能下降。此外,手术创伤较重、麻醉时间长、气管插管刺激和药物影响会使患者因伤口疼痛产生精神压力、造成分泌物潴留、痰多不易咳出,进而诱发出肺部并发症。长期实施呼吸机辅助通气的患者,因气道纤毛清除功能下降,细小支气管末梢的分泌物排除困难,再加之术后呼吸功能的减退和气管结构的变异,容易出现肺不张、肺部感染以及呼吸机相关性肺炎等并发症[33]。

肺炎是指痰培养阳性,需用抗生素治疗或胸部 X 线明确诊断[34];呼吸衰竭是指需要 48 小时以上的机械通气或者 2 次插管[35]。术后肺炎发生的最直接的原因是呼吸道定植菌感染,胃管、气管插管等使细菌有了便捷的通道侵入,定植菌感染发生率增大(心脏外科术后发生呼吸机相关性肺炎护理干预措施)。

研究显示:CABG 后肺炎的发生率为 3%~16%,瓣膜外科后肺炎发生率为 5%~7%,CABG 并发或者不并发其他心脏病呼吸衰竭发生率为 5.6%[33]。此外,心脏外科手术中,年龄>65 岁的老年患者其呼吸衰竭的发生概率可达 26.3%。术前高龄、吸烟、肥胖、慢性阻塞性肺部疾病、高碳酸血症、低蛋白血症、ASA 分级 2 级或 2 级以上,以及术前住院 4 天以上、术中体外循环时间延长、术后菌血症、心内膜炎、胃肠道出血并发或不并发梗死或穿孔、肾衰竭、胸骨感染、新发脑血管意外、出血及 2 次开胸等均会使术后肺部并发症发生率升高。需要指出的是,相较于男性,女性更易在术后并发肺炎或者呼吸衰竭而需要长时间机械通气。这可能是因为女性患者的药代动力学和药效学与男性不同,因此,女性患者接受与男性患者同样剂量的药物而没有考虑到理想体重,可能是其需要长时间机械通气的原因之一。

(二)预防手段及康复措施

预防肺部并发症的重要举措之一是保持良好的体位以减少并发症的发生概率。研究表明,相较于平卧位而言,半卧位能够减少呼吸机相关性肺炎的发生概率,因为平卧位会使胃食管反流物更容易反流至呼吸道。同时,半卧位还有助于肺活量的增加,减少回心血量,减轻心肺负担[36]。与此同时,护理工作人员需要定时为患者进行拍背处理,适当轻叩背部,使患者肺部膨起,在有必要的情况下可以适当辅助进行雾化吸入以便于患者痰液咳出。针对于恢复情况较差的患者,可以进行必要的机械辅助排痰。在这一过程中,住院医师应该密切观察患者每日肺部情况,下医嘱每日拍摄床头胸片一张以辅助判断有无气胸、灌注肺和肺不张等情况的出现。

其次,康复治疗师主要指导患者进行呼吸训练。术前的呼吸训练联合术后的呼吸训练能够有效的预防和改善肺部并发症的发生。主要内容包括胸式呼吸、腹式呼吸和缩唇呼吸等训练内容。胸式呼吸:指导患者由鼻部慢慢吸气,使胸廓抬起,然后由嘴部慢慢吐气。腹式呼吸:指导患者取仰卧位、坐位或者半坐卧位,两膝弯曲,尽量用鼻做深长而缓慢的呼吸,吸气时腹部突起,吐气时腹部凹入,胸部尽量不起伏。缩唇呼吸可以配合胸式、腹式呼吸训练进行,指导患者用鼻深吸气后,憋气约 3 秒,然后嘴唇缩成吹口哨状,使气体通过缩窄的口型慢慢呼出,吸气与呼气时间比为 1:2。在一项囊括了 56 名接受 CABG 的住院患者的随机对照试验中,我们发现,围术期的呼吸训练干预不仅能够有效缩短气管插管时间和住院时长,还显著降低了胸腔积液(RR=0.2,0.5−0.8)、肺不张(RR=0.15, 0.03−0.8)和肺炎(训练组 0 例 VS 对照组 7 例)的发生概率。

同时指导患者进行有效的咳嗽排痰训练也是一种有效的方法,临床上广泛推荐应用。具体的操作措施建议为:帮助患者处于半坐卧位或坐位,身体稍向前倾,用鼻深吸气,在吸气末屏气 3 秒,然后在呼气的同时做暴发性咳嗽,让气流快速冲出气管。临床上推荐每天进行 3 次左右的排痰训练。

四、谵妄

(一)流行病学特征及发病机制

谵妄是一种手术应激所致的急性中枢神经系统功能障碍,主要表现为术后急性、非特异性的意识水平、注意力、认知能力改变及睡眠觉醒周期紊乱,是 CABG 后的常见并发症之一。其中心外科患者的术后谵妄并发症概率高达 37%~52%(术后谵妄的预防及治疗研究进展)。有研究表明,机械通气患者的谵妄发生率高达 60%~80%,会造成康复时间延迟、住院时间延长、诊疗费用增加,同时增加患者的并发症发生率和死亡率。这种神经认知症状主要是由于潜在的系统性扰动所引起的可逆的神经元紊乱造成的,是一种主要的急性器官功能障碍,可以看作是脑功能障碍的一种标志。

美国的精神病学协会出版的第五版《精神障碍诊断与统计手册》(DSM-5)针对谵妄建了诊断标准和详细的描述,用于指导这种精神障碍的分类和诊断。根据谵妄的表现,主要分为 3 个亚型[37]:兴奋型、抑郁型和混合型。兴奋型谵妄临床表现为躁动、对刺激过度敏感、有幻觉和妄想。抑郁型即为活动减少型,临床表现为不易唤醒、嗜睡和软弱无力。研究发现,抑郁型谵妄发生率是最高的,由于其具有无破坏性、不易被发现特征,经常被漏诊或误诊。混合型谵妄症状常不断变化,认知缺陷发生得快、消失得快等。

临床上用于评估术后谵妄的第一步是:判断患者是否能够被声音唤醒。如果患者对于声音不敏感且不能被唤醒,那么通常这名患者会被判断为昏迷状态。在患者可被唤醒的水平确定后,可以通过谵妄评估量表来评估谵妄。

目前临床上尚未有治疗谵妄的特效药物,然而康复和护理工作对于重症病房谵妄患者的治疗会起到至关重要的作用。目前有关谵妄的发病机制尚不明确,但多数研究已经证实:高龄是术后谵妄的独立危险因素。此外,多项研究表明,抑郁、术中麻醉方式和术后疼痛等也都与谵妄有明显的相关性。

(二)预防手段及康复措施

研究表明[38],心外科 ICU 的术前探访患者能够有效减少患者谵妄的发生率。住院初期术前应该对患者进行全面的整体评估,关注患者的疼痛、情绪调节以及睡眠管理等方面,做好术前宣教工作帮助缓解患者紧张情绪,进行心理疏导帮助排解抑郁情绪,营造安静舒适睡眠环境改善患者睡眠质量。

同时,通过改变 ICU 监护室的物理环境也可以有效地减少患者谵妄的发生率。鉴于心外科术后患者的病情变化较快,为方便医生观察病情,护士确认仪器使用情况,监护室的灯光经常是全部打开,这使得患者长期处于光刺激的环境中。研究表明,通过减少 ICU 灯光的刺激,关闭房间大灯,使用亮度柔弱的壁灯可以降低病人谵妄的发生率。此外,对于病房环境的噪声控制也至关重要。国外研究发现,ICU 平均一天的噪声在 55~65dB 水平,最高可达 89~90dB。根据世界卫生组织规定:医院白天的噪声不能超过 45dB,夜间不能超过 35dB,否则会远远超出患者的承受能力。研究已经证实,监测噪声强度、使人们有意识的减少噪声,同时调节合适的仪器报警音量能够明显降低病人谵妄的发生率。

需要指出的一点是:护士对于谵妄的认知程度以及对谵妄分型和风险的了解对于预防患者谵妄非常重要。研究指出,对于护士的专业培训可以预防 30%~40%的谵妄发生。同时,护士和康复治疗师有义务向患者及家属传播谵妄的临床特点,提高患者及家属的认知,从而取得患者护理上的配合。

术后及时给予吸氧治疗以防止低氧血症的出现,进而降低谵妄的发生概率。进行适当的心理干预, 帮助患者缓解疼痛所致的紧张情绪能够有效排解患者的消极情绪,减少心理刺激。IPAD 指南推荐早期活动是预防谵妄的重要措施,指导并帮助患者完成每日活动,于上午、下午和睡前各进行一次 30 分钟的活动,循序渐进,逐步进行先被动后主动的关节活动、床旁坐位活动以及其他床旁活动和步行训练等。

五、ICU 获得性肌无力

(一)流行病学特征及发病机制

ICU 获得性肌无力(ICU-AW)是发生于重症监护病人的神经肌肉并发症[39]。研究表明,ICU 中 70%~80%的患者存在不同程度的神经肌肉功能障碍, 如呼吸肌无力、四肢肌力下降等症状[40]。ICU 获得性肌无力会增加患者的病死率、延长机械通气时间、影响生活自理能力以及增加压疮等并发症的发生概率。由于 ICU-AW 的发生涉及多种病理生理机制,与多方面的危险因素相关,因此目前有关 ICU-AW 的详细发病机制尚未明确,但肢体的长期制动已被证实会显著增加 ICU 患者获得性肌无力的患病风险。研究表明,制动状态是导致肌球蛋白优先丧失、肌肉萎缩、快速和缓慢收缩肌肉纤维中力量减少的一个主导因素,因而提示了早期活动和物理治疗可能会对卧床的 ICU 患者具有重要的临床意义[41]。对于健康个体来说,保持严格的肢体制动会导致肌力以每天 1%的速度下降,而完全卧床 1 周后肌力会下降 10%。机械通气大于 4 天的患者,其 ICU-AW 的发生率为 33%~82%。在 ICU 中持续住 10 天以上, ICU-AW 的患病率高达 67%。因此,对于心外科围术期的患者,如何有效避免 ICU-AW 的发生,在保障患者生存率的同时提高患者的生活质量已成为当前重症医学的一项重要课题。早期的康复训练是近年来提出的预防 ICU-AW 的有效措施。

当前,临床用于诊断 ICU-AW 的指标多为英国医学研究委员会(MRC)量表评分,通过双侧上肢(伸腕、屈肘、肩关节外展)及双侧下肢(足背屈、伸膝、屈髋)的肌力对运动功能进行评价。将 MRC 分为 6 级肌力评定法,每级评分 0~5 分,MRC 总分范围 0(四肢瘫)~60(肌力正常)分,如果 MRC<48 分则诊断 ICU-AW[42]。

(二)预防手段及康复措施

为了保证活动的安全性,每日医生、护士以及康复治疗师都需对患者的意识清醒状态进行评估判断,监测其血流动力学变化,观察其呼吸功能变化,以作为当日实行康复治疗的安全保障。

根据患者的自主情况, 患者每日进行床上的主动或被动的四肢关节活动训练,临床上较为常见的每日推荐活动时间为 30 分钟。主要的关节活动动作一般建议为全方位进行,其中包括:前屈、后伸、内收、外展、内旋、外旋等方向的活动。治疗师帮助或者促使患者进行主动或被动的全方位关节活动。在患者可以耐受的前提条件下,可以开展进一步的床上活动:将床头抬高 45°~60°,鼓励和训练患者四肢主动活动的独立能力(如上肢抓握矿泉水瓶上举,下肢主动踩床位的简易脚踏车),训练时长推荐为 15 分钟。此外,在一项病例对照研究中,一名出现了 ICu-Aw 的 53 岁的女性在接受了康复运动训练(ICU 第 2~15 天主要进行被动伸展活动,后期在 3 名治疗师的辅助干预下能够完成被动的床旁坐位 10~20 分钟)和营养补充干预之后,其骨骼肌质量有了明显的改善(股四头肌肌肉面积从 14.8mm 增长至 23.4mm)同时在身体活动能力水平,如握力、等长股四头肌肌力和 6 分钟步行耐力测试距离等方面都有显著的改善。因此,在临床上可以建议相应的营养补充配合康复治疗措施同时干预 ICu-Aw 的患者,可能会产生更好的恢复效果。

早期康复训练改善 ICu-Aw 患者肌力的原因可能与以下几个方面有关:①早期康复训练都是由经验丰富的治疗师实施,按照人体运动发展的规律,从静态到动态,从床上被动活动,到床上主动活动,到床边主动活动,再到协助离床活动,循序渐进的进行系统性训练,确保训练的强度、时间和频率;②早期康复训练可以减少 ICU 患者制动时间降低患者肌肉含量衰减速度,有助于改善肌力;③早期康复训练可以在一定程度上减少类固醇激素和神经肌肉阻滞剂等的使用。先前已经有研究显示,类固醇激素和神经肌肉阻滞剂应用都会显著增加 ICu-Aw 患病风险,因此这类药物使用的减少也意味着出现 ICU-Aw 的风险相应降低。

参考文献

[1] Dale M. Needham. Mobilizing Patients in the Intensive Care Unit. JAMA. 2008; 300(14):1685–1690.

[2] Schweickert WD, Pohlman MC, Pohlman AS, et al. Early physical and occupational therapy in mechanically ventilated, critically ill patients: a randomised controlled trial. The Lancet. 2009 May 30;373(9678):1874–82.

[3] Cox CE, Carson SS, Lindquist JH, et al. Differences in one-year health outcomes and resource utilization by definition of prolonged mechanical ventilation: a prospective cohort study. Crit Care, 2007,11(1):R9.

[4] 卢昌碧. 经右前外侧切口行心脏直视二尖瓣置换术后 ICU 的护理 [J]. 中外健康文摘, 2012,9(31):20–22.

[5] 郑颖. 心脏手术患者 ICU 综合征的病因分析及护理对策 [J]. 临床合理用药杂志,2012,5(32):132–133.

[6] Tipping CJ, Harrold M, Holland A, et al. The effects of active mobilisation and rehabilitation in ICU on mortality and function: a systematic review. Intensive Care Med. 2017 Feb;43(2):171–183.

[7] Dong Z, Yu B, Zhang Q, et al. Effects of early rehabilitation therapy on patients with mechanical ventilation. World J Emerg Med. 2014;5(1):48–52.

[8] Dong Z, Yu B, Zhang Q, et al. Early Rehabilitation Therapy Is Beneficial for Patients With Prolonged Mechanical Ventilation After Coronary Artery Bypass Surgery. Int Heart J. 2016;57:241–246.

[9] Tariq MI, Khan AA, Khalid Z, et al. Effect of Early ≤ 3 Mets (Metabolic Equivalent of Tasks) of Physical Activity on Patient's Outcome after Cardiac Surgery. J Coll Physicians Surg Pak. 2017 Aug;27(8):490–494.

[10] Wang W, Bagshaw SM, Norris CM, et al. Association between older age and outcome after cardiac surgery: a population–based cohort study. J Cardiothorac Surg. 2014 Nov 18;9:177.

[11] Carmona García P, Mateo E, Hornero F, et al. Mortality in isolated coronary artery bypass surgery in elderly patients. A retrospective analysis over 14 years. Rev Esp Anestesiol Reanim. 2017 May;64(5):262–272.

[12] Terada T, Johnson JA, Norris C, et al. Severe Obesity Is Associated With Increased Risk of Early Complications and Extended Length of Stay Following Coronary Artery Bypass Grafting Surgery. J Am Heart Assoc. 2016 Jun 1;5(6).

[13] Ghanta RK, LaPar DJ, Zhang Q, et al. Obesity Increases Risk–Adjusted Morbidity, Mortality, and Cost Following Cardiac Surgery. J Am Heart Assoc. 2017 Mar 8;6(3).

[14] Gao M, Sun J, Young N, et al. Impact of Body Mass Index on Outcomes in Cardiac Surgery. J Cardiothorac Vasc Anesth. 2016 Oct;30(5):1308–16.

[15] Charlson ME, Pompei P, Ales KL, et al. A new method of classifying prognostic comorbidity in longitudinal studies: development and validation. J Chronic Dis. 1987;40(5):373–83.

[16] Lang RM, Badano LP, Mor–Avi V, et al. Recommendations for cardiac chamber quantification by echocardiography in adults: an update from the American Society of Echocardiography and the European Association of Cardiovascular Imaging. Eur Heart J Cardiovasc Imaging. 2015 Mar;16(3):233–70.

[17] Ried M, Unger P, Puehler T, et al. Mild–to–moderate COPD as a risk factor for increased 30–day mortality in cardiac surgery. Thorac Cardiovasc Surg. 2010 Oct;58(7):387–91.

[18] Saleh HZ, Mohan K, Shaw M, et al. Impact of chronic obstructive pulmonary disease severity on surgical outcomes in patients undergoing non–emergent coronary artery bypass grafting. Eur

J Cardiothorac Surg. 2012 Jul;42(1):108-13;discussion 113.

[19] Sepehri A,Beggs T,Hassan A,et al. The impact of frailty on outcomes after cardiac surgery: a systematic review. J Thorac Cardiovasc Surg. 2014 Dec;148(6):3110-7.

[20] Fried LP,Tangen CM,Walston J,et al. Frailty in older adults: evidence for a phenotype. J Gerontol A Biol Sci Med Sci. 2001 Mar;56(3):M146-56.

[21] Ely EW,Truman B,Shintani A,et al. Monitoring sedation status over time in ICU patients: reliability and validity of the Richmond Agitation-Sedation Scale (RASS). JAMA. 2003 Jun 11;289(22):2983-91.

[22] Teasdale G,Jennett B. Assessment of coma and impaired consciousness. A practical scale. Lancet. 1974 Jul 13;2(7872):81-4.

[23] 太田富雄. 急性期意识障碍的分级新方法. 第三次脑卒中外科研究会演讲集:61-69,1975.

[24] Foss-Nieradko B,Stepnowska M,Piotrowicz R. Effect of the dynamics of depression symptoms on outcomes after coronary artery bypass grafting. Kardiol Pol. 2012;70(6):591-7.

[25] Ball L,Costantino F,Pelosi P. Postoperative complications of patients undergoing cardiac surgery. Curr Opin Crit Care. 2016 Aug;22(4):386-92.

[26] 李俊玉，毕齐. 冠状动脉旁路移植术后神经系统并发症 [J]. 中华老年心脑血管病杂志,2012,14(05):552-553.

[27] 陈源源. 围术期高血压的管理策略[J]. 中华高血压杂志,2017,25(08):786-789.

[28] Mehta A,Gleason T,Wechsler L,et al. Perioperative stroke as a predictor of mortality and morbidity in patients undergoing CABG. J Clin Neurosci. 2017 Oct;44:175-179.

[29] 王香花. 早期良肢位摆放应用于脑卒中偏瘫患者的康复效果及对肢体功能与并发症的影响[J]. 中国民间疗法,2018,26(11):108-109.

[30] 逄周丽. 脑卒中患者良肢位摆放[J]. 中国民间疗法,2016,24(09):81.

[31] 李云,罗小华,侯静,等. 良肢位摆放护理技术对偏瘫患者并发症的预防效果[J]. 实用临床医药杂志,2016,20(14):173-174.

[32] 赵冰冰. 探讨心胸外科术后下肢深静脉血栓形成因素 [J]. 临床医药文献电子杂志,2017,4(34):6604-6605.

[33] 邓勇志,孙宗全,Hugh S Paterson. 心脏外科术后肺部并发症危险因素分析[J]. 临床心血管病杂志,2007(08):579-582.

[34] Canver CC,Chanda J. Intraoperative and postoperative risk factors for respiratory failure after coronary bypass. Ann Thorac Surg. 2003 Mar;75(3):853-7;discussion 857-8.

[35] Arozullah AM1,Henderson WG, Khuri SF,et al. Postoperative mortality and pulmonary complication rankings: how well do they correlate at the hospital level? Med Care. 2003 Aug;41(8):979-91.

[36] 刘帆,陈晓娟. 心脏外科围术期呼吸机相关性肺炎的护理干预分析[J]. 实用临床护理学电

子杂志,2018,3(15):79.

[37] 陈洁瑜,谭颖媚. 冠状动脉搭桥术病人术后并发精神障碍的护理[J]. 全科护理,2011,9(13):1138-1139.

[38] 罗德生,王慧,方敏,等. 术前访视对预防心脏外科术后患者 ICU 综合征的效果观察[J]. 护理实践与研究,2012,9(02):36-37.

[39] Takei T. Intensive care unit-acquired weakness: development of polyneuropathy and myopathy in critically ill patients. Brain Nerve. 2014 Feb;66(2):161-70.

[40] Garnacho-Montero J, Madrazo-Osuna J, García-Garmendia JL, et al. Critical illness polyneuropathy: risk factors and clinical consequences. A cohort study in septic patients. Intensive Care Med. 2001 Aug;27(8):1288-96.

[41] Corpeno Kalamgi R, Salah H, Gastaldello S, et al. Mechano-signalling pathways in an experimental intensive critical illness myopathy model. J Physiol. 2016 Aug 1;594(15):4371-88.

[42] Connolly BA, Jones GD, Curtis AA, et al. Clinical predictive value of manual muscle strength testing during critical illness: an observational cohort study. Crit Care. 2013 Oct 10;17(5):R229.

第七章　一般病房（前期恢复期）的康复

第一节　前期恢复期的概念

术后普通病房内的康复治疗是指患者由 ICU 转入普通病房至出院前的康复治疗，即Ⅰ期心脏康复。该时期的康复目标主要是在保证生命安全的前提下使患者能够在病房内独立行走，能够重新获得术前 ADL，为患者回归社会做准备。

接受心脏外科手术的患者，由于术前心功能障碍使其运动不足以及手术本身带来的创伤，大都存在肢体骨骼肌、呼吸肌以及循环动态变化等一系列术后身体活动相关并发症（见表 7-1-1）。而且，以往对心脏病患者过分强调"静养和卧床休息"，以至于相当一部分患者在心脏手术成功后，还一直将自己看作患者，担心伤口会破裂、心脏缝线和人工瓣膜会脱落等，患者的这种心态加重了术后的体能下降。患者进入普通病房后，根据患者术前体能评估结果制订的针对性康复治疗可打破患者认为术后不可活动的误区，减少术后身体活动相关并发症，促进患者体能及心功能恢复，有利于患者早期出院，降低花费。

表 7-1-1　术后身体活动相关并发症

骨骼肌变化	骨骼肌力量下降（我院数据显示患者术后第一天握力平均为术前的 75% 左右） Ⅰ型纤维萎缩（第一周最为明显） Ⅱa 型纤维减少，Ⅱb 型纤维所占比例增多 骨骼肌内毛细血管数和毛细血管密度减少 体液中酶活性的相对增加 最大随意肌力下降：早期由于神经系统调节引起的能够动员的肌纤维减少，后期由于肌肉质量下降
循环动态变化	由于体液转移导致的循环血量减少 压力感受器对容积反应性下降 交感神经对血管反应的兴奋性下降
呼吸肌	呼吸肌肌力下降 运动呼吸循环应答能力低下

除了运动能力的严重下降，心脏外科患者常由于术前心功能不全、手术创伤应激、术后进食不足及各种治疗的不良反应等，术后伴有不同程度的营养不良，且外科手术后多伴有营养代谢紊乱，严重影响患者的早期恢复[1]。术后普通病房康复项目中的营养管理重视术后营养支持，积极改善营养不良状况，对患者术后快速恢复起到至关重要的作用。此外，对于部分术前存在营养过剩、营养失衡、不良饮食习惯等营养问题的患者，进行与心血管疾病及其危险因素相关的饮食宣教，对改善危险因素方面也具有重要意义。

此外，心脏外科患者面临心脏切开、缝合的问题，而且传统心脏手术必须在胸正中或侧胸壁做约 20cm 长的切口，患者对手术的顾虑和心理压力显而易见。术后患者通常会由于担心伤口不愈合、疼痛等问题而陷入紧张焦虑或抑郁的心理状态[2]。研究显示，14%~17% 的患者术后存在抑郁，15%~52% 的患者存在焦虑，术后长期处于焦虑或抑郁状态患者的全因死亡率明显高于心理状况正常的患者。术后患者进入普通病房后，意识大都清楚，此时的康复运动疗法及心理疏导可明显消除患者的紧张情绪，缓解患者的焦虑抑郁状态。有研究显示，心脏康复可使年轻和老年患者的抑郁发生率分别下降约 75% 和 65%，使年轻和老年患者的焦虑发生率分别下降约 75% 和 40%[3]。同时，普通病房康复治疗过程中伴随的生活方式指导及健康宣教有利于提高患者的依从性，对于其出院后不良生活习惯的纠正起着至关重要的作用。

总之，以运动训练、营养支持、心理疏导、药物管理以及健康宣教为一体的普通病房内的康复治疗是围术期康复工作中不可或缺的一部分。与 ICU 中的康复相比，在此阶段的康复，患者意识清楚，配合度更高，对于患者的早期体能恢复以及尽早出院具有重要意义。并且，该时期的心脏康复治疗对于后续的 II 期和 III 期康复奠定了坚实基础，有利于患者的长期预后。

第二节　前期恢复期的目的和基准

一、目的

前期恢复期康复是指出 ICU 之后到出院前这段时间的康复治疗，其目的是在保证生命安全的前提下使患者能够在病房内独立行走，能够重新获得术前 ADL，为患者回归社会进行运动指导和生活指导。

进入普通病房后，应和急性期一样进行早期隔离，力争尽早使患者获得病房内独立步行能力，防止身体各种并发症的发生，在院期间均以尽快恢复病房内独立步行为目标。由于长期卧床会导致身体活动能力下降，因此增加运动量十分重要。病房内独立步行,可达到增强运动耐量和二次预防并发症等目的。

二、效果

在康复训练过程中,可结合患者具体情况,如病情严重程度、心功能分级、合并症、爱好、性别、年龄等,制订适合患者的个体化运动方案,以提高患者的依从性和配合度,并遵守循序渐进的原则,从低强度到高强度,短时间到长时间。在运动训练中需加强对患者心电图、血压、呼吸、脉搏等情况的监测,确保有医护人员陪同,及时纠正错误训练方法,并及时掌握异常症状,采取相应的处理措施。

我们的研究显示,术前呼吸训练和术后早期的康复治疗可使患者 ICU 滞留时长减少 9.6%,辅助通气时长缩短 6.6%,胸腔引流管时长下降 7.3%,术后住院时间减少 6.1%。不仅如此,康复训练对患者体能的恢复有较大改善,术后 5 天进行 6 分钟最大步行距离测试(6MWT)发现,康复组步行距离比对照组增加了14.8%,改善了患者的运动能力和自理程度(见图 7-2-1)。

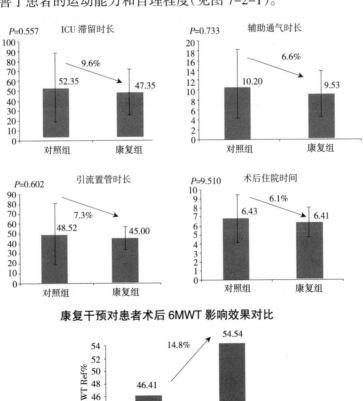

康复干预对患者术后 6MWT 影响效果对比

图 7-2-1 术前呼吸训练和术后早期康复治疗的效果对比

三、典型的方案(同第六章第一节)

心脏外科手术后。根据患者的情况,即使不满足所有标准,也要在医生的指导下实施端坐和立位训练。离床开始后,自觉症状和其他症状,应密切观察血压、心率、心电图等实时变化。按照"心血管外科术后康复进程表"作为参考,阶段性的谋求离床(表 7-2-1)。为了推进离床应、详细评价生理反应,个别病情会影响离床进程。

第三节　恢复前期康复的实施

一、运动前病情确认

(一)运动前一天病情的确认

恢复前期康复治疗是处于患者脱离急性期的状态, 但是由于此时利尿和疼痛的出现,身体内环境的改变引起谵妄的出现,引流管的拔除等,使得该时期是患者各方面变化多样的时期。因此,观察患者各方面的变化在该时期非常重要。(表 7-3-1)

表 7-3-1　观察指标

项目	指标	项目	指标
疼痛	部位	心功能不全指征	血压
	程度		心率
	镇痛剂		尿量
血液检查	炎症		体重
	肾功能	胸部 X 线	四肢末梢血运状态
	肝功能		肺不张
	贫血	呼吸	心胸比
	营养状态		呼吸状态
药剂	强心剂		呼吸音
	利尿剂	谵妄	呼吸频率
	糖尿病药		躁动型
	β 受体阻滞剂		安静型
	抗生素		

特别是老年患者以及合并术前心功能低下、肾功能不全以及呼吸功能减退的患者,容易出现各种并发症,在该时期需要特别注意这些患者。心功能不全合并肾功能不全的患者在该时期要特别注意其利尿效果以及心功能不全的症状,因此要密切关注其体重变化,出入量,心率×血压的循环动态变化,呼吸状态,四肢末梢的水肿状态、颜色、温度等心衰症状,并且密切关注胸片以及心胸比。

另外,由于护理设施的不同,从 ICU 转出后护理程度会有所下降。因此,患者是否能依靠自身排痰是十分重要的。在自我排痰困难的情况下,护士及治疗师应积极预防肺不张等肺部并发症,此时,呼吸状态、呼吸音、胸片的观察和监控是十分有必要的。

在急性期疼痛的监控也是十分重要的, 由于手术恢复前期不仅是手术创口的疼痛,肩关节周围出现疼痛的情况也十分常见,因此疼痛控制的指导也应包括在内。

ICU 转出后的环境变化可能会引起患者精神、认知功能的变化,因此对其进行预防是十分重要的。出院后的认知功能障碍和日常生活能力(ADL)的下降应对其进行指导和监控。此外,安静型谵妄十分有可能引起意识状态的扭曲和认知功能的下降,对其进行实时评估尤为重要。

观察炎症反应、肾功能、肝功能、贫血以及营养状态的血液检验指标的变化趋势是很重要的。术后的炎症指标可以提示我们患者是否有新的感染;患者可能会因为术后体液平衡引起脱水从而导致急性肾功能损害, 因此对于病情严重的低心输出量的患者要密切关注肾功能指标的变化;肝功能会因为术中的体外循环以及术后抗生素的使用而受到影响,因此也需密切关注;因为以上指标会使患者产生倦怠感等自觉症状,因此可以通过以上指标来确认指标的变化和症状是否一致。该时期用药方式会从静脉注射向口服过渡,由于血液生理指标,需要实时反复确认。

(二)心电图指标

心脏病患者,病情不稳定,且发展较快,可能会出现急性心力衰竭、恶性心律失常、急性心肌梗死、心脏猝死等不良事件的发生,对于病情的全面掌握及在康复过程中的密切监护,显得尤为重要。电信号是人体内通信、控制和调节的一种主要方法, 电信号在心脏中的应用最能体现它的精确性与典型性。电信号的比率、节律和传导对心脏功能非常重要,这些有节律起伏的电脉冲能够引起心肌的机械收缩或泵血。通过放置在皮肤表层的电极对电流进行检测,心动周期间电流的流动被记录为心电图(ECG)的特征波形。机械活动,如心肌的收缩和舒张,可以从 ECG 波形中推断出来,此外对于心律失常的诊断,ECG 发挥着重要的价值。ECG 在一定程度上客观地反映了心脏病患者的病情变化,预测不良事件的发生,进而提前干预,对于患者进行心电监护简单、可行,因此我们有必要了解相应的心电图知识。

正常窦性心律的心电图特征 P 波时限 0.06~0.10s,高 0.25mv,在 I、II、aVF、V5 导联直立,aVR 导联倒置,PR 间期 0.12~0.20s,P 波规律出现。静息心率的正常范围一般定义为 60~100 次/分。

心率在正常范围时,QRS 时间 0.12s,多数在 0.06~0.10s,QT 间期 0.32~0.44s。ST 段在任一导联下移一般不超过 0.05mv,ST 段上抬在 V1~V2 导联一般不超过 0.3mv,V3 一般不超过 0.5mv。在 V4~V6 导联及肢体导联一般不超过 0.1mv。

50 次/分<心率<120 次/分相对安全,可以进行康复治疗(见图 7-3-1)。

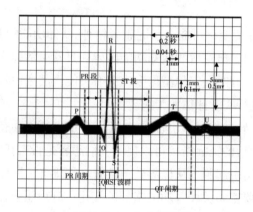

图 7-3-1　心电图监护

(三)运动疗法开始时有以下情况时应注意

1. 有发热,炎症倾向。

2. 有明显心包积液,胸腔积液。

3. 有新发心房扑动,心房颤动。

4. 血红蛋白 80g/L 以下。

5. 心脏起搏器并非运动疗法禁忌证,但在去除起搏器当日应避免实施运动疗法。有胸腔积液或肺气肿等肺部并发症或合并 COPD 者,进行运动负荷试验时要使用脉搏血氧监测血氧饱和度。

6. 心脏与胸廓比例增大。

7. 少尿、体重的增加。

8. 干咳、痰量增加。

9. 全身疲劳,疲倦感无法消失。

10. 食欲低下。

11. 下肢、眼睑等的水肿加重。

12. 面色不好、表情呆滞。

13. 睡眠不足。

14. 安静时呼吸慌乱。

15. 手指血氧仪无法使用。

(四)康复前评估运动禁忌指标

1. 静息状态下心率小于 40 次/分禁止进行康复运动。

2. 康复治疗前出现 ST 段抬高,禁止运动。

3. 40 次/分<心率<50 次/分,如果血压正常,血氧饱和度在正常范围内,无任何不适症状,可心电监护及密切关注患者症状情况下进行康复运动。

4. 持续而显著的窦性心动过缓(50 次/分以下),且并非由于药物引起;窦性停搏与窦房传导阻滞;窦房传导阻滞与房室传导阻滞并存;心动过缓与房性快速性心律失常(心房扑动、心房颤动或房性心动过速综合征交替发作)禁止康复运动。

5. 房颤[伴快速心室率(心室率平均在 100~180 次/分),QRS 波形增宽,出现室内差异性传导]结合症状慎重实施康复运动。

6. 房扑伴快速心室率,禁止实施康复运动(血流动力学不稳定)。

7. 频发室早(每分钟超过 5 次)伴短阵室速停止或禁止运动。

8. 血红蛋白浓度≤7g,禁止运动。

9. 拟心源性休克状态,为了维持生命正在接受器械维护性治疗中。

10. 接受去甲肾上腺素治疗中。

11. 血压不稳定(仅变化体位就可引起低血压)。

12. 端坐呼吸等急性心衰的症状(严重缺血、严重残留心绞痛、呼吸急促等)。

13. 安静时有胸痛(不稳定型心绞痛)。

二、生理指标的测量

对患者生理指标进行测量是为了捕捉患者实时的身体状况,测定项目包括血压、呼吸、心率、体重体温等(见表 7-3-2)。同时,通过显示器显示的心律来监控心律失常的风险也是十分必要的。CABG 术后冠脉血流的不稳定同样有可能导致心律失常的风险,应监控其体征不超过标准值。同时测量是否与前一天有变化。不仅应对照表 7-3-2 的合格标准和表 7-3-3、表 7-3-4 的终止标准进行评估,同时与医生和护士的对接也是十分重要的。

表 7-3-2　生理指标的测量项目

自觉症状	自我管理指标
疲惫程度	体重
气喘程度	血压
心悸	脉搏
心胸不适感	尿量

表7-3-3　住院患者运动疗法的终止指标

舒张压在 110mmHg 以上

运动中收缩压下降超过 10mmHg

明显的房性或室性心律不齐,不管是否有症状出现

Ⅱ°或Ⅲ°房室传导阻滞

出现心绞痛、显著的呼吸困难、缺血性心电图异常表现等应该终止运动的症状或指征

表7-3-4　运动疗法的终止指标

运动处方心率以上的心率连续上升

安静心率 130 次/分以上

收缩压 200mmHg 以上(病态变化幅度)或下降 10mmHg 以上

运动引起缺血性 ST 段下降 1mm 以上(有侧支循环的除外)

运动引起心律失常的恶化(室性期前收缩:PVC >10 次/分)

发生新的心律不齐(房颤、发作性心动过速、完全房室传导阻滞、Lown Ⅳ b 以上的心律不齐)

急促呼吸(>30 次/分),过度憋气(RPE>15)

出现心悸、胸痛

出现眩晕、冷汗、想吐等低血压症状

全身疲劳、下肢关节痛等自觉症状

患者要求停止

监控设备连接不良

三、运动负荷

(一)病房步行

心外科术后急性期康复治疗方案(见表7-3-5、7-3-6),在询问症状,检测心电图、血压、心率、呼吸频率后,进行康复治疗,心外科术后康复按照进度表施加负荷,只有达到标准后才可进入下一训练阶段。如果患者可完成100~200米的步行训练,则可进行心肺运动负荷试验或其他代替性运动负荷试验,确定AT,从而评价心功能,判断有无心律失常或缺血,然后制订出院运动处方。

康复训练分为6阶段,每个阶段均对应相应的活动能力及范围,每完成一个阶段,进行且满足进阶标准评定,则可进入下一阶段治疗。

表 7-3-5　心外科术后急性期康复治疗方案表

康复阶段	运动内容	如厕	其他
1	上下肢主被动运动,靠坐,呼吸训练,排痰	床上	确认有无吞咽障碍
2	端坐位(10min)	床上	
3	站立,踏步	便盆	
4	室内步行	可室内如厕	室内活动自由
5	监护下独立病区内步行(100m)2次/天	可病区内如厕	病区范围内活动
6	监护下独立病区内步行(200~500m)2次/天	可院内如厕	医院内活动自由,运动负荷试验,出院运动处方制订

表 7-3-6　运动进阶标准

1. 无胸痛,无呼吸困难,疲劳感低(Borg指数<13),无眩晕、下肢痛等。

2. 无发绀、面色苍白、冷汗等体征。

3. 无呼吸急促(30次/分以上)

4. 运动未引起心律失常或心房颤动的节律改变

5. 运动时未出现血压的过度变化

6. 运动时心率增加未超过30bpm

7. 运动时未出现心电图的缺血性变化

8. 运动时血氧饱和度保持在90%以上

1. 第一阶段

此阶段以床上被动运动和主动运动为主,完成此阶段可进行床上如厕,需注意确认有无吞咽障碍,以防误吸。

(1)上肢运动

采用双侧同时运动的方法,必要时可适当施加阻力。

(2)桥式运动(仰卧位屈髋屈膝挺腹运动)

仰卧位,上肢放于体侧,双下肢屈髋屈膝,足平踏于床面,伸髋使臀部抬离床面,维持该姿势并酌情持续 10~20 秒,增强患者核心肌群训练。进阶运动可使一侧下肢支撑,另一侧下肢抬离床面做桥式运动,为单桥运动。

(3)床边坐与床旁站立

在侧卧的基础上,逐步转为床边坐;床边站时,要求在坐-站转移过程中双侧下肢应同时负重,防止重心偏向一侧。

(4)呼吸训练

经过呼吸初期评定后,可根据不同情况进行呼吸训练。具体呼吸训练手法见术前呼吸训练。

1)维持有效的黏膜纤毛功能,有效湿化气道,防止术后过度脱水;高氧环境可增强纤毛运动,有助于排痰。

2)体位:半卧位,坐位有利于膈肌的下降、增加功能残气量,有利于气道扩展。立位和步行是增加肺通气量最有效的方法,能通过通气流速的提高,气流冲击将痰排出。

3)叩打震动,催咳都是通过适当的手法增加通气流速,廓清气道。

4)可通过放松呼吸肌相关肌肉,增加肺部扩张度,增加肺通气量。

2. 第二阶段

该阶段以坐位稳定性训练为主,同时增强躯干控制耐力,完成此阶段 10 分钟以上达标。

(1)坐位平衡训练

通过重心转移进行坐位躯干运动控制能力训练,开始训练时应有治疗师予以帮助和指导,酌情逐步减少支持,并过渡到日常生活活动。

(2)上肢负重

上肢于体侧伸肘、腕背伸 90°、伸指,抗阻运动。

3. 第三阶段

此阶段以床旁站立、踏步训练为主,使患者适应站立位,治疗过程中缓慢站起,注意不要引起直立性低血压。完成此阶段可使用便盆。

（1）站立平衡训练

通过重心转移,进行站立位下肢和躯干运动控制能力训练,在站立起始位双下肢应同时负重。

（2）双侧下肢交替负重

单侧屈髋屈膝,另一侧下肢伸直负重,其髋膝部从有支持逐步过渡到无支持,30 次/组,2 组/天。

（3）提踵训练

在治疗师辅助下进行踮脚尖训练,10 次/组,2 组/天。

4. 第四阶段至第六阶段（见图 7-3-2）

由床旁步行逐渐进阶到室内步行、监护下病区内步行 100 米、监护下病区内步行 200 米、病区内独立步行 200 米、病区内独立步行 500 米。可分别在室内,病区内自由活动,达到 200 米以上可进行运动负荷试验,并制订运动处方。

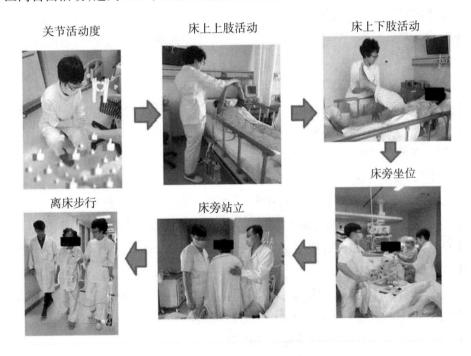

图 7-3-2　第四阶段至第六阶段

（二）有氧运动

一般在病房内连续步行 30~100 米后，就可以将运动器械进行的有氧运动作为病房康复运动疗法的主体。以下情况将作为心血管疾病有氧运动开始的标准:①发热或炎症有顺利改善的趋势;②无心包积液或胸腔积液;③无房扑/房颤;④贫血,但数值在 8g/dl 以上,有改善趋势,但在胸腔引流管拔除当日应避免运动疗法。轻度的胸腔积液且无肺部并发症的患者,进行运动负荷试验时应进行动脉血氧饱和度监测。

运动疗法的开始时期,运动中的心率、血压、自觉症状应实时监控,老年人和身体功能下降的患者应根据情况调整至适度运动强度。另外,严重病情合并心衰等病情,应在监控下进行运动,自感疲劳指数 Borg 在 11~13 之间。

四、训练终止原因的确认

运动后需确认患者心率、血压、血氧饱和度是否正常,是否有心律不齐,同时患者自感劳累指数(Borg)是否过高,由于术后水分不平衡容易引起血液循环量不稳定,当出现直立性低血压、尿量过多或体重变化过多时,需要注意。

另外,糖尿病患者血糖值升高会影响手术恢复情况,因此血糖过高或血糖不稳定通常要通过口服药物或胰岛素进行调整,此种情况下,运动结束后,治疗师要确认患者血糖有无明显的下降, 避免因更换药物或注射剂量而引起低血糖症状。

(一)康复过程中出现的 ST-T 改变(见图 7-3-3)

运动过程中出现 ST-T 明显改变,停止康复治疗,严密监测心电图及血压,必要时给予硝酸甘油 0.5mg,直至症状、心电图、血压恢复正常。

ST 段抬高可见于:急性心肌梗死、变异性心绞痛、心包炎、病毒性心肌炎、急性肺梗死、完全性左束支传导阻滞、Brugada 综合征、早期复极综合征、心脏生物侵入、左室肥厚、脑血管意外或脑外伤、重度高钾血症、主动脉夹层等。

ST 段压低可见于:心肌缺血、心内膜下心肌梗死、急性肺栓塞、心肌肥厚、急性心包炎、低钾血症、高钾血症、自主神经功能紊乱、内分泌失调、心肌淀粉样变、预激综合征等。

T 波倒置可见于:心肌缺血、心肌病、心肌炎、右束支传导阻滞、低钾血症、心性"记忆"的 T 波倒置、脑血管意外、长 QT 间期综合征、原发性高血压等。

(二)康复过程中出现的快速性心律失常

心率>120 次/分需要观察患者有无快速性心律失常,慎重实施康复运动。

注意:在运动过程中,心率波动太大,短时间内变化>20 次/分,暂停康复运动,应观察患者能否降到运动之前的心率,若能,便可继续康复运动,若不能,需报告医师,明确原因,进一步诊治。

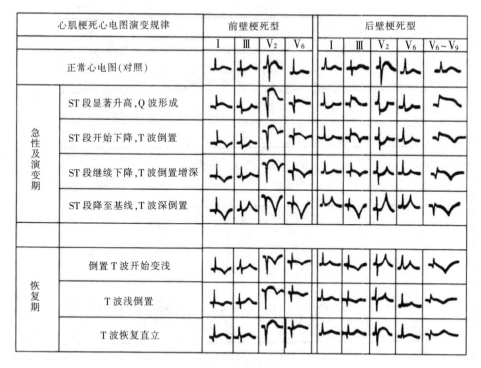

心肌梗死心电图演变规律		前壁梗死型				后壁梗死型				
		I	III	V₂	V₆	I	III	V₂	V₆	V₆~V₉
正常心电图(对照)										
急性及演变期	ST段显著升高,Q波形成									
	ST段开始下降,T波倒置									
	ST段继续下降,T波倒置增深									
	ST段降至基线,T波深倒置									
恢复期	倒置T波开始变浅									
	T波浅倒置									
	T波恢复直立									

图 7-3-3 ST-T变化对比图

1. 房颤

房颤时心脏听诊心律绝对不规则,心音强弱不等,脉搏次数明显少于心搏数(心电图显示P波消失,代之以小而不规则,形态振幅均变化不定f波,频率在350~600次/分心室率极不规则)伴快速心室率(心室率平均在100~180次/分,QRS波形增宽,出现室内差异性传导)结合症状慎重实施康复运动。

如果正常心电图过程中突然开始房颤,则运动中断并向主治医生报告。

如果静息时正常,运动过程中心率小于40次/分或心跳过速120/分以上,则需要注意。检查有无心房内血栓和华法林治疗(PT-INR值2以上)。

房颤伴预激时,最短RR间期≤250毫秒(这种预激伴短RR间期房速常常可以蜕变为室颤)禁止康复治疗(见图7-3-4)。

2. 房扑

房扑者听诊心律一般较为规整,房扑P波消失,由形态间距及振幅绝对规则呈锯齿样的心房扑动(F波)。房扑容易进展成为房颤,特别是心跳过速。所以伴快速心室率时应注意,禁止实施康复运动(血流动力学不稳定)(见图7-3-5)。

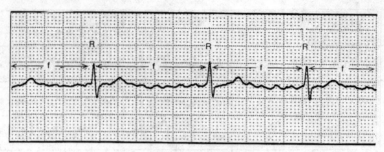

图 7-3-4　房颤

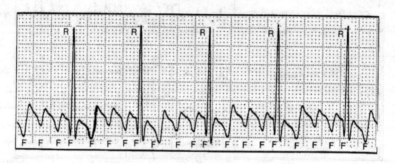

图 7-3-5　房扑

3. 室性心律失常

根据 Lown 分级,室性心律失常严重程度可分为 6 级,如图 7-3-6 所示。随着心律失常严重程度的增加,康复运动的监控随之增加,运动强度也随之降低,甚至停止康复运动,采取相应治疗措施。

(1)无叠加的室性期前收缩

QRS 波提早出现,其形态异常,时限大多>0.12s,T 波与 QRS 波主波方向相反,ST 随 T 波移位,其前无 P 波。室性期前收缩后大多有完全代谢间歇。基础心率较慢时, 室性期前收缩可插入于两次窦性心搏之间, 形成插入型室性期前收缩。偶发无叠加的室性期前收缩或无叠加的 30 个/小时以上的室性期前收缩可在监护下进行适当康复运动。

(2)多元叠加性期前收缩

严重程度高的心律失常在运动过程中要严密监控,室上性心动过速(心电图显示心率为 150~250 次/分),节律规则 QRS 波形时限均正常,若发生室内差异性传导或原有束支传导阻滞时,QRS 波形异常,P 波逆行,Ⅱ、Ⅲ、AVF 导联倒置与 QRS 波保持固定关系,起始突然)心室率过快易发生昏厥,禁止运动。

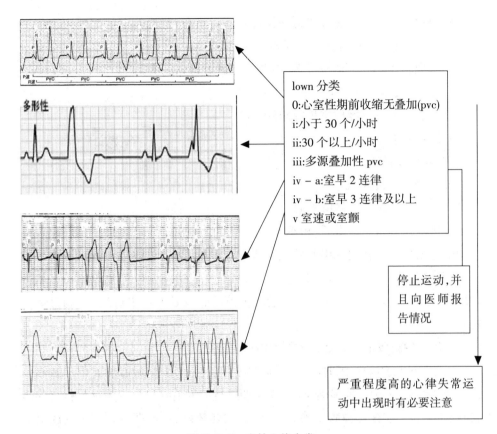

图 7-3-6 室性心律失常

非持续性室早心室速率>100 次/分,持续时间<30s,谨慎康复运动,在不合并有潜在的心脏病或结构性心脏病,可密切观察,可在心电监护下做适当康复运动。

室早 2 连律、室早 3 连律(3 个以上的室性期前收缩连续出现)出现时,QRS 波形畸形,时限>0.12s,ST-T 波与主波 QRS 波主波相反,心室率 100~250 次/分,心房波与 QRS 波无固定关系,可出现心室夺获,室性融合波,应停止康复运动,并向医师报告情况。

(三)其他运动终止指标

1. 运动心率低于 50 次/分,血压低于 90/60mmHg 立即停止康复训练,严密监测心率血压,直至恢复正常。

2. 大血管手术后患者运动过程中血压高于 140/95mmHg 时,停止康复治疗。

3. SBP 的过度上升(1 分钟内上升 20mmHg)停止康复治疗。

4. 出现眩晕、冷汗、想吐等低血压症状。

5. 急促呼吸（>30 次/分），过度憋气（RPE>15）。

6. 出现心悸、胸痛、全身疲劳、下肢关节痛等自觉症状。

7. 运动引起缺血性 ST 段下降 1mm 以上。

8. 出现二度或三度房室传导阻滞。

9. 患者要求停止。

10. 监控设备连接不良。

五、不同手术的特征

（一）冠状动脉旁路移植术耐力训练

冠状动脉旁路移植术后，根据有无残留狭窄病变制订运动处方。此外，观察运动中有无移植血管闭塞引起的缺血表现也很重要。OPCAB 和 Onpump 手术相比，手术侵袭性小，运动耐量减少程度小，术后恢复快。因此，术后早期可开始运动疗法，术后 3~4 天即可进行心肺运动负荷试验或 6 分钟步行试验，制订运动处方。

（二）二尖瓣成形术，二尖瓣置换术耐力训练

风湿性心脏病的罹患时间长，可通过瓣膜置换术增加血流动力，但多数慢性心力衰减患者，末梢功能显著下降，需长期进行康复治疗。二尖瓣反流行二尖瓣成形术的患者，往往比瓣膜置换者年轻，心功能较好，可早期进行积极的康复运动治疗。

（三）主动脉瓣置换术耐力训练

主动脉瓣狭窄时，多数病例术前有左心室肥大，瓣膜置换术后，因后负荷急剧下降，可出现左心室内径变小，心动过速，患者常使用 β 受体阻滞剂，康复治疗时和制订运动处方时应充分考虑心率的变化。

（四）三尖瓣成形术，置换术耐力训练

长期三尖瓣关闭不全会导致慢性右心衰竭，进而引起胸腔积液、肠道水肿等问题，因此，当心脏超声检查肺动脉压力超过标准值（15~25mmhlg）时，安静和运动时均要确认是否出现颈静脉怒张，出现时应停止运动。

（五）先心病患者耐力训练

房间隔缺损（ASD）和室间隔缺损（VSD）封堵术，为先天性心脏畸形，单独缺损时，左向右分流使右心负荷增大，可合并肺动脉高压，心房颤动。成人慢性心房颤动，术后无法恢复窦性心律，因手术技术问题可引起右束支传导阻滞，房室传导阻滞，应注意心率变化。

(六)大血管手术患者耐力训练

治疗过程中持续监控血压心率，心率高于 100 次/分或血压高于 140/95mmHg 时，暂停运动疗法治疗。治疗方案通常根据术后残存问题的有无和手术部位进行分阶段制定(表 7-3-7)。大血管置换术后血压不能过于高，对于置换的血管来说容易出现二次损伤。血管置换术后引流较其他心外科手术引流多，一般引流时间为 7~14 天不等，因此，运动训练过程中应严密监测引流量，若引流量异常增多，应适当降低运动强度。

表 7-3-7　大血管术后急性期康复治疗方案表

康复阶段	运动内容	没有术后残存问题 SBP≤160mHg	有术后残存问题 SBP≤140mHg	胸部降主动脉瘤 SBP≤140mHg
1	端坐位	术后 1 天	到术后 7 天为止	到术后 3 天为止
2	起立,椅坐位	术后 2 天	到术后 14 天为止	术后 3 天开始
3	2 分钟步行(100m)	术后 3 天	术后 14 天,进行假	术后 5 天开始,同时
4	2 分钟步行(3m)	术后 4 天	性血栓化评估正常	进行氧饱和度评估
5	6 分钟步行(300m)	术后 5 天		
6	运动疗法	术后 6 天	术后 21 天	术后 10 天
7		术后 7 天		

六、术后并发症和术后症状的治疗注意事项

(一)术后继发脑卒中患者康复治疗

体外循环手术，术前脑卒中史患者，在术后更易并发脑卒中。脑卒中恢复早期是指发病后的 2~3 期，相当于 Brunnstrom 分期 2~3 期。患者从患侧肢体弱的屈肌与伸肌共同运动到痉挛明显，患者能主动活动患肢，但肌肉均为共同运动。康复治疗应抑制肌痉挛，促进分离运动，加强患侧肢体的主动活动与日常生活活动相结合，注意减轻偏瘫肢肌痉挛的程度，避免加强异常运动模式。

1. 床上与床边活动

(1)上肢运动:当偏瘫测上肢不能独立完成动作时，仍采用双侧同时运动的方法，只是偏瘫侧上肢主动参与的程度增大。

(2)桥式运动(仰卧位屈髋屈膝挺腹运动)。仰卧位，上肢放于体侧，双下肢屈髋屈膝，足平踏于床面，伸髋使臀部抬离床面，维持该姿势并酌情持续 10~20 秒，增强患者核心肌群训练。

(3)床边坐与床旁站立:在侧卧的基础上,逐步转为床边坐;床边站时,治疗师应站在患者的偏瘫侧,并给予偏瘫侧膝关节一定帮助,防止膝软或膝过伸,要求在坐-站转移过程中双侧下肢应同时负重,防止重心偏向一侧。

(4)双下肢交替屈伸运动,休息时应避免足底的刺激,防止跟腱挛缩与足下垂。

2. 坐位活动

(1)坐位平衡训练:通过重心转移进行坐位躯干运动控制能力训练,开始训练时应有治疗师在偏瘫侧予帮助和指导,酌情逐步减少支持,并过渡到日常生活活动。

(2)患侧上肢负重:偏瘫侧上肢于体侧伸肘、腕背伸 90°、伸指,重心稍偏向患侧。

3. 站立活动

(1)站立平衡训练:通过重心转移,进行站立位下肢和躯干运动控制能力训练,开始时可使用助行器等辅助站立,同时治疗师在患侧给予髋、膝部的支持,在站立起始位双下肢应同时负重。

(2)偏瘫侧下肢负重:健侧屈髋屈膝,偏瘫侧下肢伸直负重,其髋膝部从有支持逐步过渡到无支持。

4. 减重步行训练

训练通过支持部分体重使得下肢负重减轻,又使患侧下肢尽早负重,为双下肢提供对称的重量转移,重复进行完整的步行周期训练,同时增加训练的安全性。

5. 物理因子治疗

重点是针对偏瘫侧上肢的伸肌(如肱三头肌和前臂伸肌)治疗,改善伸肘、伸腕、伸指功能,偏瘫侧下肢的屈肌(如股二头肌、胫前肌和腓骨短肌)治疗,改善屈膝和踝背屈功能。常用方法有功能性电刺激,肌电生物反馈和低中频电刺激等。

(二)术后继发呃逆(膈肌痉挛)或通气量下降,排痰无力患者康复治疗

呃逆为膈肌痉挛引起的收缩运动, 吸气时声门突然关闭发出一种短促的声音。可发于单侧或双侧的膈肌。正常健康者可因吞咽过快、突然吞气或腹内压骤然增高而引起呃逆,多可自行消退,有的可持续较长时间而成为顽固性呃逆。膈肌周围病变如胸膜炎、心包炎、心肌梗死、膈下脓肿、食管裂孔疝等,均会引起患者膈肌痉挛。患者术后继发膈肌痉挛会导致患者通气量下降,同时呼吸肌无力会导致患者排痰无力、通气效率下降、氧饱和度降低,从而继发心肺功能下降,减缓术后恢复进程,甚至影响术后效果。

膈肌起搏器是用电脉冲刺激膈神经使膈肌有节律舒缩而产生呼吸运动。按照起搏电极安放位置,膈肌起搏可以分为植入式膈肌起搏器(IDP)和体外膈肌起搏器(EDP)。EDP通过刺激膈神经,使膈肌规律收缩、移动增加,从而增加通气量,促进二氧化碳排出。

治疗方案:电流刺激强度由弱开始,逐渐加大刺激,直到患者可以接受为止,并要求患者在电流刺激瞬间主动加大呼吸力度。每次EDP治疗时间30分钟,起搏次数为9次/分,频率为40Hz。每天做治疗1次,每周至少做5次。

(三)术后谵妄

术后谵妄在ICU阶段多发,经适当药物或音乐疗法治疗后,在普通病房阶段可基本缓解。

(四)ICU获得性肌无力(ICU-AW)

病房阶段进行主动抗阻训练、桥式训练(双桥、单桥)、坐位训练、床椅转移、床旁站立训练等,进行进阶训练。

1. 床上与床边活动

(1)上肢运动采用双侧同时运动的方法,必要时可适当施加阻力。

(2)桥式运动(仰卧位屈髋屈膝挺腹运动):仰卧位,上肢放于体侧,双下肢屈髋屈膝,足平踏于床面,伸髋使臀部抬离床面,维持该姿势并酌情持续10~20秒,增强患者核心肌群训练。进阶运动可使一侧下肢支撑,另一侧下肢抬离床面做桥式运动,为单桥运动。

(3)床边坐与床旁站立:在侧卧的基础上,逐步转为床边坐;床边站时,治疗师应站在患者的正前方或后方,并给予膝关节一定帮助,防止膝软或膝过伸,要求在坐-站转移过程中双侧下肢应同时负重,防止重心偏向一侧。

2. 坐位活动

(1)坐位平衡训练:通过重心转移进行坐位躯干运动控制能力训练,开始训练时应有治疗师予帮助和指导,酌情逐步减少支持,并过渡到日常生活活动。

(2)上肢负重:上肢于体侧伸肘、腕背伸、伸指,抗阻运动。

3. 站立活动

(1)站立平衡训练:通过重心转移,进行站立位下肢和躯干运动控制能力训练,开始时可使用助行器等辅助站立,同时治疗师给予髋、膝部的支持,在站立起始位双下肢应同时负重。

(2)双侧下肢交替负重单侧屈髋屈膝,另一侧下肢伸直负重,其髋膝部从有支持逐步过渡到无支持。

4.物理因子治疗

重点是针对患侧上肢的主要肌群(如三角肌、肱二头肌、肱三头肌、前臂肌群),下肢的肌群(如股四头肌、股二头肌、胫前肌、小腿三头肌和腓骨短肌)。常用方法有功能性电刺激、肌电生物反馈和低中频电刺激等。

七、出院指导

近年来,由于住院时长的缩短,部分患者住院期间不能进行充分的运动疗法。因此,出院时根据评估内容对患者进行指导非常重要。另外,也有未接受充分指导而出院的,对于这一部分患者有必要从早期开始对出院后的生活进行评估并指导。

出院指导的内容,除了在家进行的运动疗法外,还需告知患者疾病管理方面的内容。而且疾病管理方面的内容不只是针对患者本人,同时需要对患者家属进行指导。另外,为了防止疾病复发,改善患者预后,需要对患者的生活习惯以及危险因素进行评估,对其生活习惯进行相关指导,以达到控制脂质异常、糖尿病、高血压、肥胖、吸烟等危险因子的目的(见图7-3-7)。

(一)运动疗法

出院时通过对患者临床指标的采集和分析,能够反映患者个体目前疾病的进展及治疗情况,从而帮助治疗师针对性地进行运动疗法指导,从而降低心血管事件的再发生率,减少反复住院次数,帮助患者最大程度的恢复其社会功能。

从患者角度评估手术疗效、术后生活质量变化,已成为评价手术效果的一项重要指标。运动能力是生活质量最重要的决定性因素之一。患者出院前,对其进行运动能力的评估能评价患者术后恢复程度,了解恢复情况,从而针对性地制订运动计划,确定短期及长期运动目标。常见的运动能力评估包括6分钟步行实验及心肺运动负荷试验(Cardiopulmonary Exercise Testing, CPX)。

六分钟步行测试操作流程及结果解读详见(第四章第六节)。对于6分钟步行测试大于200米的患者建议进行CPX测试。

CPX应用功率自行车进行试验,目前采用症状限制性的方法,功率递增采用斜坡递增方案,每分钟递增功率15~30W,患者保持自行车转速55~60转/分钟运动,直至患者因各种症状限制而终止运动,如呼吸困难、心悸、心绞痛、血压和心电图异常等,整个运动时间控制在8~12分钟完成。CPX能对心脏康复训练后的治疗效果进行准确的定量评估,通过峰值摄氧量、通气量/二氧化碳排出量斜率等多项指标预测患者预后,并为患者制订合适强度的运动处方[4]。

根据患者出院时评估结果,为其做出具体的运动处方并告知其运动注意事

一、出院时主要诊断

□冠心病 □急性心肌梗死 □陈旧性心肌梗死 □CABG 术后 □PCI 术后
□心功能不全( )级 □ICD/CRT □瓣膜病( ) □肥厚型心肌病术后
□大血管手术( ) □瓣膜病术后( )
□2 型糖尿病 □高血压 □高脂血症 □其他:_____。

二、目前用药情况

□阿司匹林 □氯吡格雷 □替格瑞洛 □他汀类降脂药( )
□ACEI 类 □ARB 类 □钙离子拮抗剂 □β 受体阻滞剂( )
□强心药( ) □利尿剂( )
□胰岛素 □降糖药( )
□其他:_____。

三、CABG 手术记录(手术时间:___年__月__日)

桥血管	近端吻合	远端吻合	吻合部位病变	靶血管弥漫狭窄	口径	流量	搏动指数

四、冠状动脉介入记录

病变血管	病变程度	介入情况	介入日期	拟介入时间
左主干				
前降支				
回旋支				
右冠				
其他				

图 7-3-7 出院临床指标的采集

项。手术后 1~2 周之内主要运动训练以步行为主,在心电、血压监护下进行活动以防不安全事件的发生。出院后患者应进行有氧训练,每周运动 3~5 次,每次持续 20~60 分钟,可以从 1 次 10~15 分钟,1 天 2 次开始,逐渐延长到 1 天 30~60 分钟(1 次 20~30 分钟×2 次)。如果不可以连续,可以分段进行。中间可以休息,如 30 分钟 5 分钟×6 次。

运动强度可以是以无氧阈法确定,即无氧阈前 1 分钟的脉搏、心率或 40%~60%peakVO$_2$ 为运动标准目标的中等强度运动;或心率储备法:目标心率=(最大心率-静息心率)×运动强度%+静息心率,此方法在临床上常用,受药物影响较小,或目标心率法:在静息心率的基础上增加 20~30 次/分。以感到"稍微有些累"

的程度为宜,即 Borg 指数 11~13。

5 周之后或在连续 4 周的有医学监护的有氧训练之后,开始抗阻训练。抗阻训练应在心梗发病或心外科手术 5 周后,并且于监护下进行 4 周连续运动治疗后再开始。抗阻运动 Borg 指数 11~13,强度应为 1RM 重量的 30%~40% 逐渐过渡到 1RM 的 50%~60%,每天 2~3 组,一组 10~15 次。每周 2~3 天。NYHAI~2 级患者每周 1~2 天。每天 15~30 分钟,NYHA2~3 级患者 12~15 分钟。抗阻运动时应注意抬起重物向心性肌肉收缩时呼气,放下重物离心性肌肉收缩用力时吸气。防止 Valsava 效果:胸腔充气时内压上升,随后血压上升的现象。掌握动作节奏:上下动作 2 秒抬起、4 秒放下;水平运动 3 秒向心、3 秒离心。严禁憋气用力,不可驼背、侧身等勉强用力。

每次运动锻炼前,应检查血压、脉搏、呼吸数、体温是否正常?食欲、睡眠等身体状况是否正常?是否有胸痛、呼吸困难、心慌、眩晕、疲劳感等自觉症状?尿量是否有变化? 手、足、脸部是否有水肿? 是否在没有不安全症状的情况下开始运动。当出现安静时心率>120(包括瞬间上升);血压不稳定,SBP 过度上升(200mmHg 以上),有眩晕、出冷汗、呕吐感等低血压症状,心律失常;安静时有胸痛、心悸、全身疲劳、下肢关节疼痛等自觉症状;安静时呼吸急促、气喘;少尿或体重增加(3 天 1.8kg 以上);全身的疲倦感无法消除;下肢、眼睑的水肿加重等情况下暂停运动治疗。运动后如果未出现胸痛、呼吸困难、心慌等自觉症状;心率<120 次/分以及相比安静时的增加<40 次/分;未出现房颤等心律失常的症状;就可以适量增加运动内容。运动前饮用 100mL 左右的白开水。运动中每隔 30~60 分钟进行一次饮水,不建议饮用含糖、盐等的运动饮料,运动前进行的热身运动至少应 5 分钟以上,老年人要 10 分钟以上。严禁运动后突然停止,应逐渐减少强度,进行放松、整理运动,防止静脉回流量的急速减少和快速的血压下降。可以减少事故的发生,不易累积疲劳。

表7-3-8　出院运动处方

根据出院各项评定,运动处方制定如下,请依照执行。

□居家运动

运动类型:运动强度:　米/小时

运动频率:　次/周　运动时间:　分钟/次

目标心率:　次/分钟

具体方法:运动前热身运动5~10min,注意运动中和运动后水分的补充,热身

　运动与整理运动,以肌肉的伸展和关节的活动为主,也可以采用慢走的方式。

运动过程每次:　组,每组时间:min

每组间隔时间:5~10min,间隔时间内休息并适量补充水分,也可进行腹式呼吸等放松调整。

□康复中心

运动类型:

1. 有氧训练:□功率车　□跑步机　□椭圆机

运动强度:　W 或 km/h　运动频率:　次/周

运动时间:　分钟/次　目标心率:　次/分钟

2. 抗阻训练:□腹肌训练　□髋外展肌训练　□股四头肌训练　□其他(　　　)

运动强度:　kg　　　　　　运动频率:　次/周

运动时间:　分钟/次　目标心率:　次/分钟

具体方法:运动前热身运动5~10min,注意运动中和运动后水分的补充。热身运动与整理运动,

　以肌肉的伸展和关节的活动为主,也可以采用慢走的方式。

运动过程每次:　组,每组时间:　min

每组间隔时间:5~10min,间隔时间内休息并适量补充水分,也可进行腹式呼吸等放松调整。

运动注意事项:

1. 注意只在感觉身体状况良好的时间里进行运动,避免身体状况不良或睡眠不足的日子。

2. 不要在起床或饭后马上运动,最好在 1~2 h 后开始。

3. 注意补充水分,运动前要补充 100mL 水,运动中每 30 分钟要补充一次 50~100mL 水。

4. 注意运动中的身体状况,如果出现呼吸困难、胸痛、头晕、眼花、水肿等症状要立即中止运动,如果休息片刻症状仍无缓解,则需与医生联系或拨打 120 急救电话及时就医。

5. 心脏手术后 3 个月内禁忌做扩胸等影响胸部伤口愈合的动作。

表 7-3-9　运动强度对照表

			有氧运动				
	氧消耗指标			METs 指标			
运动强度	VO₂max	HRmax	Borg 指数	青年（20~39）	中年（40~64）	老年（65~79）	超高龄（>80）	Borg 指数
非常低	<20	<35	<10	<2.4	<2.0	<1.6	<1.0	<10
低强度	20~39	35~54	10~11	2.4~4.7	2.0~3.9	1.6~3.1	1.1~1.9	10~11
中等强度	40~59	55~69	12~13	4.8~7.1	4.0~5.9	3.2~4.7	2.0~2.9	12~13
高强度	60~84	70~89	14~16	7.2~10.1	6.0~8.4	4.8~6.7	3.0~4.25	14~16
非常高强度	≥85	≥90	1~19	≥10.2	≥8.5	≥6.8	≥4.25	1~19
最大强度	100	100	20	12.0	10.0	8.0	5.0	20

（二）生活指导

1. 药物指导

国内外冠心病指南一致强调，改善冠心病患者预后的重要措施是充分使用有循证证据的二级预防药物，从而避免心血管事件再发生，降低死亡风险，减少症状，延长健康寿命时间。药物治疗有效的前提是使用有效药物、有效剂量、治疗达标、最小副作用和治疗依从。

为患者开出处方药物时，需要个体化调整药物剂量，注意药物副作用。我们应教育、监督、鼓励患者坚持用药、及时发现患者的心理、生理和经济问题，适当调整方案，提高用药的依从性。患者方面药物治疗依从性差的原因，包括主观上不重视服药、担心药物的副作用或经济上无法承受，存在焦虑或抑郁，不了解服药方法，缺乏对疾病知识的了解以及自行停用等。患者出院前应开始服用如下药物：阿司匹林、氯吡格雷、他汀、ACEI、β 受体阻滞剂，叮嘱患者出院后长期坚持使用。嘱患者出院后 1、3、6、12 个月进行门诊随诊，以了解患者是否坚持用药，治疗后血脂、血压、血糖是否达标。如没有坚持服药，了解原因是什么：出现药物副作用？或担心药物副作用，或药物价格高无法承受，或治疗后血压、心率、血脂降低自行停用？指导并教育患者恢复用药，如果因药物价格无法承受，帮助患者选择国产价格低廉的药物替代[5]。

2. 营养指导

大量研究结果证实，心脏康复项目中的营养与运动疗法对于改善患者的血脂状态以及减重方面具有显著疗效，主要表现在：总胆固醇下降 5%，甘油三酯下降 15%,高密度脂蛋白增加 6%(基线时低的患者还可增加的更多),低密度脂蛋白下降 2%,体重指数下降 1.5%,体脂百分比下降 5%,代谢综合征减少 37%[6]。因此,对患者进行饮食指导,对于改善患者营养状况从而降低再发病率以及改善患者生活质量方面具有重要意义。术后饮食应控制总热量摄入,而且调整好碳水化合物、蛋白质、脂肪的摄入平衡,体内摄入的热量和需求消耗的热量保持平衡,防止过多地食用富含动物性脂肪和胆固醇的食物, 防止胆固醇过量的摄入或体内过多的产生,多吃一些富含纤维的食物,可以使体内更易于排泄胆固醇,改善体内糖和脂质的代谢。同时减少由于过量饮食而引起的热量过剩,从而控制肥胖,这样可以使血压下降,还能调整血糖和血脂,脂肪热量的摄入应占总热量摄入的20%~25%。为了预防动脉硬化和保养手术血管,不能只注意脂肪的"数量",还要注意脂肪的"质量",要比例合理地摄入各种脂肪,术后患者不要过多地摄入富含饱和脂肪酸的肉类和乳制品。多价不饱和脂肪酸具有降低血中胆固醇和甘油三酯的作用, 可以经常食用一些富含多价不饱和脂肪酸的植物油和富含二十碳五烯酸、二十二碳六烯酸的青鱼等。一些熟食品以及像火腿等被熏烤后腌制加工的食品,往往比我们口感的咸度要含有更多的盐分,腌制的咸菜类食物,特别是要经过多次腌制的食物会含有非常多的盐分,所以应尽量避免或少吃。像大酱汤等汤类以及拉面、方便面等面类,每天要控制在 1 碗以内,尽量不要喝盐分过多的汤汁。 调味料里面也含有较多的盐分,例如:酱油(一大匙)含盐 2.7g,固体羹汤膏(1个)含盐 2.3g。食品标签上盐分含量有用钠含量表示,其相当于盐分的量可以用下列公式计算,即:盐分含量(g)=钠含量(mg)×245÷1000,患者每天摄入食盐的目标量是 6g。每日水果的最佳摄入量是 100~150g,新鲜水果和蔬菜含有丰富的钾,可以帮助体内的多余的钠排出体外,降低血压,且含有丰富的维生素和食物纤维,且研究证明,每日保持新鲜的水果蔬菜摄入可以显著降低长期心血管疾病风险,所以术后最好能保持每日新鲜水果蔬菜的摄取。但同时患有糖尿病的患者应同时注意钾和热量的摄取,防止血糖过高。点心和甜食含有较多的糖分和脂肪,可以少量食用,但尽量选择油脂较少、热量较低的,而且要注意食用的频率和量。适量地饮用咖啡、茶类等饮料可以使身心放松,但是这些饮料中含有的咖啡因可以使心脏兴奋,所以要注意适度饮用。持续大量饮酒,将产生血压上升、肝功能损害、肥胖、睡眠障碍等各种不良情况,如果患者不能做到适量饮酒,最好可以劝说其禁酒。

3. 心理指导

研究显示,围术期抑郁已被视为心脏外科手术独立的预后指标,与伤口愈合延迟、感染率增高、疼痛阈值下降有关,可预测术后6个月至5年的死亡率、再入院率和功能恢复情况[7]。通过心理治疗,可使患者正确认识疾病,减轻对疾病的恐惧,应针对康复过程中各阶段的心理问题进行干预,从而提高患者治疗及康复依从性,使康复得以顺利进行,进而提高患者生活质量[8,9]。对手术后患者可进行综合性心理干预来缓解患者不良负性情绪,包括健康指导、呼吸训练、放松训练、社会支持等。首先通过对患者病情的宣教使患者深入了解自身情况,避免由于疾病的不了解产生的恐慌,同时伴随呼吸训练和放松指导,一方面降低患者心理压力,转移注意力,减少疼痛敏感程度;另一方面帮助患者恢复正常生活,同时通过呼吁家庭、亲属、朋友等给予的物质和精神上的援助,消除患者对日后回归生活的担心。同时,疼痛是心脏外科手术患者术后常见的症状之一,有效地缓解术后疼痛的方法有:①平稳止痛法:采用连续的多种药物联合、多途径的给药方法,通常称平衡止痛法,这种止痛方法,既减少了单一药物的使用剂量,又消除了由此而产生的一些严重不良反应;②呼吸训练止痛法:呼吸训练是一种非药物止痛方法。它可通过降低焦虑程度减轻疼痛,又可减轻肌肉收缩引起的疼痛,提高痛阈,迅速有效地减轻焦虑并帮助患者控制术后疼痛。同时,通过创造安静的睡眠环境、适宜的温度、湿度和光线、保持室内空气新鲜和采取正确的睡姿和方位联合合适的心理及疼痛干预,为患者创造良好的睡眠环境。

4. 危险因素管理

(1)控制血压

所有患者根据需要接受健康生活方式指导:包括控制体质量、增加体力活动、限量饮酒、减少钠盐摄入、增加新鲜蔬菜水果摄入,注意发现并纠正睡眠呼吸暂停;血压≥140/90mmHg 的患者开始给予降压治疗,首选 β 受体阻滞剂、ACEI 或 ARB,必要时加用其他种类降压药物。

(2)调节血脂

推荐措施:开始或维持健康的生活方式,减少饱和脂肪酸占总热量的比例(<7%)、反式脂肪酸和胆固醇的摄入(<200 mg/d);增加植物甾醇的摄入(2g/d)。增加身体活动并控制体质量;如无禁忌证,即使入院时患者血脂无明显升高,启动并坚持使用他汀类药物;如使用他汀类药物没有达到目标值,或不能耐受他汀,可用依折麦布、胆酸螯合剂和(或)烟酸;降低非 HDL-C 的治疗选择:适度加大他汀类药物使用剂量,或加用贝特类药物治疗。

(3)控制血糖

所有冠心病患者病情稳定后应注意空腹血糖检测,必要时做口服葡萄糖耐量试验。指导并监督患者改变生活方式,包括严格的饮食控制和适当运动,无效者使用降糖药物;强化其他危险因素的控制。包括控制体质量、控制血压和胆固醇,必要时与内分泌科合作管理糖尿病。

(4)控制体重

患者应尽量使体质量指数(BMI)维持在 18.5~23.9 kg/m²;腰围控制在男性≤90 cm、女性≤85 cm。每次就诊评估 BMI 和腰围,鼓励患者通过体力活动、降低热量摄入来维持或降低体质量。不推荐使用药物控制体质量。

(5)戒烟

彻底戒烟,并远离烟草环境,避免二手烟的危害,严格控制酒精摄入。每次诊视询问吸烟情况并记录在病历中,劝导每个吸烟者戒烟,评估戒烟意愿的程度,拟定戒烟计划,给予戒烟方法指导、心理支持和(或)戒烟药物治疗,定期随访;对所有吸烟者加强戒烟教育和行为指导,建议应用戒烟药物辅助戒烟,减少戒断症状;每次就诊对患者强调避免在工作时或家中暴露于烟草环境。

(6)保持运动

出院前根据六分钟步行测试结果制订的运动耐量范围, 选择适合的运动方式,保证每周 3~4 次的锻炼,减少长时间的久坐,改变不良生活方式,常用有氧运动方式有行走、慢跑、骑自行车、游泳、爬楼梯,以及在器械上完成的行走、踏车、划船等,每次运动 20~40 分钟。建议初始从 10~20 分钟开始,根据患者运动能力逐步增加运动时间运动频率 3~5 次/周,运动强度为最大运动强度的 50%~80%。随着体能改善,逐步增加运动强度。

该部分的指导首先是让患者真正意识到管理自己生活方式的重要性, 重视生活方式的改善,之后患者才会愿意进行改变,从而实施行动并且维持良好的生活方式。帮助患者对于自身生活方式的管理会经过无兴趣期、关心期、准备期、实施期和维持期的过程,这之中同时会伴有挫折心理、逆反心理、中断等情况的出现,我们应尽量帮助患者,并且告知家属进行社会性支持,需要时可以对患者进行身体活动自信评估,帮助患者认识自己,鼓励其完成生活方式的改善。

6. 日常生活指导

患者在日常生活中应尽量减少心脏负担:急剧的变化和压力,将增加心脏负担。因此,所有的行为动作要保持缓慢的自己适应的节奏。吃饭、饮酒、运动、洗澡等行为动作都会增加心脏负担。饱餐后的运动,饮酒后的洗澡等双重增加心脏负担的行为,更易引起心脏病的发作,因此,尽量一个行为动作完成后休息 30 分钟以上,再进行另一个行为动作。服药前后药物效果不能充分表现,容易引起心脏病的发作。因此服药前后 1~2 小时要尽量保持安静。

日常生活注意事项：

（1）洗澡

建议使用淋浴，淋浴时尽量避免长时间抬高手臂，因为会产生呼吸困难。如果要泡澡以时间 10~15 分钟、水温 38℃~40℃为宜，水位不得超过胸口。最好在吃饭前进行泡澡，泡澡前后还要注意补充水分。脱衣、拭身体时也要特别注意，动作不可过快。为了防止意外的发生，尽量在有家人的时候进行洗澡。

（2）排便

由于水分摄取不足和利尿剂等药物使用等原因，容易产生便秘。尽量避免过度用力排便产生过度心脏负荷（Valsava 效果）。尽量多食用粗纤维食物，适度补充水分。

（3）开车

轻度劳动量，但易产生精神紧张，引起血压上升。发病或手术后半年内尽量避免驾驶车辆。

（4）睡眠、休息

睡眠不足、工作精神压力会使心衰加重。注意睡眠和休息，避免产生或残留疲劳感。

（5）早上起床

早晨为心肌梗死的易发时间段。起床后身体处于脱水状态，血管会更容易出现栓塞。养成早睡早起，起床后不慌张、不着急的好习惯。

（6）出远门

尽量时间计划的宽裕一些，不要着急，不要过分消耗体力，注意及时休息，应尽量避免集体活动。避免长时间手提重物。不要忘记随身携带药物。

（7）身体状况的日常管理

坚持每日同时间测定血压和体重。体重如果 1 天增加 1kg 以上要引起注意。检查手足的水肿情况，记录尿量。

（8）注意温度变化

温度的变化容易产生血压的变化。室内外温差大的时候，注意调节体温适应环境温度。洗澡的时候也要注意。末梢血管疾病者要特别注意。

（9）按时按量服药

要用白水服药，使用茶、饮料、牛奶等服药可能会改变药效。多种药物一起服用，可能会有相互作用。因此，药物的增加或减少要得到主治医生的同意。

（10）防止感染

感冒等病毒感染可以加重和恶化心脏病。注意个人卫生，避免外伤及感染。

（11）限制水分和盐分

水和盐的过度摄取会产生心脏负担。

（12）禁烟限酒

做到禁烟限酒。饮酒每周最多5~6天，每日啤酒1瓶、白酒100mL、葡萄酒200mL以内为宜。

（三）伤口注意

接受正中切口术后3个月内尽量避免扩胸运动，5~8周上肢最大负荷为5~8磅（2.27~3.63kg）。此外，胸骨的动摇感和疼痛感是胸骨不稳定的征兆，如果是轻微切割和疼痛感，那么上肢运动和托举1.5kg的东西是被允许的。

（四）紧急应对

心脏病经常会突然发作，所以平时要注意随身携带保险卡、病例本和平时服用的药物。胸痛发作的时候，首先要应急处理。可以尝试服用硝酸甘油等硝酸类药物，注意观察反应，如果不能缓解疼痛，或者出现呕吐、脉搏紊乱、意识不清等症状，应立即呼叫救护车。心脏病突然发作时的处置方法，应该在平时注意询问自己的主治医生。

八、患者对康复认知度与满意度调查

泰达国际心血管病医院自2014年成立康复医学科后，不断摸索与实践，首先在心外科开始开展围术期的康复工作，经过4年多的时间，取得了一定成效。患者对心脏康复有了一定的了解，对我们的工作也有了一定的认可，以下是我们对心外科住院患者做的一些调查结果。

(一)患者对康复内容理解调查如下(见图 7-3-8)

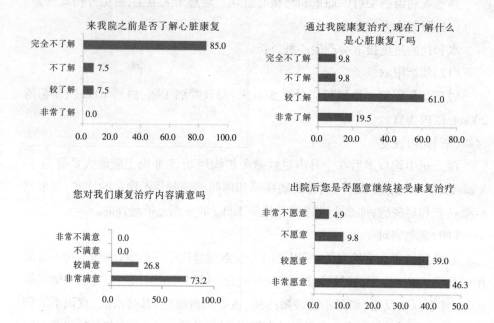

图 7-3-8 康复调查内容

(二)患者对我们康复治疗有很高的认可与赞赏,并送锦旗表示感谢(见图 7-3-9)。

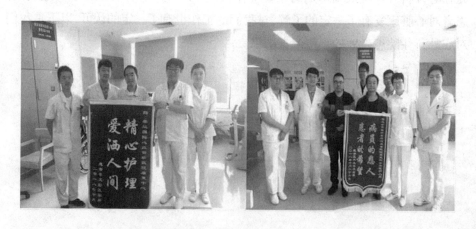

图 7-3-9 患者向医生表示感谢

(三)前期工作的总结与展望

我院外科手术量较大,且心外科手术复杂,手术时间长,风险较高,同时也存在急诊手术比如主动脉夹层。这就需要医生、技师、康复师、护理人员的团队合作,精心专业的诊治、康复及护理,才能使患者解除病痛、改善预后、提高生活质量。康复的介入有助于手术并发症的减少,使得我院患者平均住院日缩短到5.5天,并且患者出院时的身体活动能力得到提高,对疾病的认识、居家生活及工作方面、疾病的长期自我管理及预防都有一定的掌握,逐步践行生理-心理-社会医学模式。

同时我们也面临着一些问题,国内相当一部分医生、患者及家属未能认识到心脏康复的必要性及重要性,其次康复治疗也需要不断改进。因此,我们需共同努力探索出适合我国国情的康复模式,让更多的患者愿意参与到心脏康复中来。

参考文献

[1] 张敏. 心脏外科术后患者早期心脏康复营养管理模式的初探. 中西医结合心血管病电子杂志. 2018;6(21):2.

[2] 陈长志, 毛颖, 武小刚. 要重视心脏外科患者手术前后的康复治疗. 临床心血管病杂志. 2018;34(06):3.

[3] Lavie CJ, Arena R, Swift DL, et al. Exercise and the cardiovascular system: clinical science and cardiovascular outcomes. Circ Res.2015;117(2):207–219.

[4] 孙秋,肖丽娜,石帆.慢性心力衰竭病人运动康复的研究进展[J].全科护理,2018,16(30):3732–3735.

[5] 胡大一,丁荣晶.体现心脏康复内涵,推动我国心脏康复和健康管理发展——心脏康复和健康管理五大处方介绍.北京大学人民医院,W100625.

[6] Lavie CJ, Arena R, Swift DL, et al. Exercise and the cardiovascular system:clinical science and cardiovascular outcomes. CircRes. 2015;117(2):207–219.

[7] Carney RM, Freedland KE, Steinmeyer B, et al. Depression and five year survival following acute myocardial infarction: a prospective study. Journal of affective disorders. 2008 Jul;109(1–2):133–138.

[8] Kreikebaum S, Guarneri E, Talavera G, et al. Evaluation of a holistic cardiac rehabilitation in the reduction of biopsychosocial risk factors among patients with coronary heart disease. Psychology, health &medicine. 2011 May;16(3):276–90.

[9] Suls J, Martin R. Heart disease occurs in a biological, psychological, and social matrix: cardiac risk factors, symptom presentation, and recovery as illustrative examples. Annals of behavioral medicine : a publication of the Society of Behavioral Medicine. 2011 Apr;41(2):164–73.

第八章 随访管理及 JCI 评审心得

第一节 门诊复查,调整康复处方

(一)出院前指导

对于心脏外科手术后(CABG 术后、大血管手术后、瓣膜置换术后)患者给予出院指导。通过常规相关化验、检查结果(包括六分钟步行试验检查),入院时康复评估量表,给予近期药物处方、运动处方、饮食处方、心理处方、戒烟处方,并建议出院后 1 个月、3 个月、6 个月后来医院进行门诊复查。

(二)调整处方

1.对于冠心病搭桥术后的复查

(1)复查内容:心电图、心脏超声、血常规、肝功能、血脂、肾功能、六分钟步行试验或心肺运动试验,心理精神状况评估,饮食状况评估,吸烟状况评估。手术后 1~2 周之内主要运动康复以步行为主,2 周之后进行 II 期康复,进行心理精神状况评估(PHQ9,GAD7,HADs,躯体化症状自评量表),睡眠质量评估(匹兹堡睡眠质量评定量表,多导睡眠监测仪,便携式睡眠呼吸暂停测定仪)。六分钟步行试验或心肺运动试验(CPX)对心肺适能评估。针对评估结果,给予干预。

(2)处方调整:出院后 1 个月即手术后(5~6 周)、3 个月、6 个月需要空腹化验肝功能、肾功能、血脂、肌酸激酶,根据化验结果调整药物处方,再次进行心肺运动试验评估心肺适能,制订相应的运动处方。患者伤口愈合良好,运动耐力增加,心脏康复门诊有相应的团队,根据复查结果及个人术前水平决定运动内容,运动强度,运动时间。一般情况下在心电、血压监护下进行有氧训练,每周运动 3~5 次,每次持续 20~40 分钟,运动强度可以脉搏、心率(低于或接近无氧阈)为运动目标的中等强度运动。术后 5 周之后或在连续 4 周的有医学监护的有氧训练之后,开始抗阻训练(参考中国心血管疾病康复/二级预防指南)。6 个月时复查冠脉 CT,根据检查结果,冠脉出现有意义的狭窄及桥血管严重病变者考虑再次入院进一步治疗,桥血管通畅,其他血管未出现有意义的病变。

2.对于瓣膜病术后的复查

二尖瓣、主动脉瓣生物瓣膜置换术后,需要口服华法林抗凝半年,3 天后门诊复查凝血酶原时间国际标准化比值(PT-INR)将其控制在 1.8~2.3,三尖瓣生物瓣置换术后控制要更严格:1.8~2.0 依据化验结果调整华法林用量,直至 PT-INR 稳定后定期复查,定期复查凝血酶原时间。机械瓣瓣膜置换术后,需要终身服用抗凝药。患者生物瓣膜置换术后尽量避免感染,如疖肿、胆囊炎、口腔、泌尿系、呼吸系统感染等,严格预防心内膜炎的发生。如有侵入性检查、牙科治疗或手术时,应当提前预防性应用抗生素。

心脏瓣膜疾病患者,多伴有心功能不全、心律失常-房颤等。在不伴有可逆性心功能不全,患者在手术后,症状得到明显缓解,活动耐量逐步恢复正常。对于伴有心功能不全者,需要定期随访,并进行相应的检查,运动耐量的评估,调整运动处方。

第二节 我院接受 JCI 及 CCPC 评审

泰达国际心血管病医院连续 4 次通过美国国际医院评审标准(JCI)认证,心力衰竭、急性心肌梗死、冠状动脉搭桥术 3 个诊疗项目通过 JCI 临床诊疗项目(CCPC)认证,是国际首家通过冠状动脉搭桥术 CCPC 评审的医院;通过美国医疗信息与管理系统协会(HIMSS)7 级认证,是美国以外全球第 9 家、国内第 3 家通过 HIMSS7 级评审的医院,也是我国第一家同时通过 JCI 和 HIMSS7 级认证的医院。

JCI 是国际医疗卫生机构认证联合委员会(JCAHO)用于对于美国以外的医疗机构进行认证的附属机构。JCI 由医疗、护理、行政管理和公共政策等方面的国际专家组成。目前 JCI 已经给世界 40 多个国家的公立、私立医疗卫生机构和政府部门进行指导和评审,13 个国家(包括中国)的 89 个医疗机构通过了国际 JCI 认证。

CCPC 即临床服务项目认证(Clinical Care Program Certification),是建立在国际临床实践指南基础上,以团队协作、科学管理和 JCI 安全文化为特征的单病种照护项目,具有国际最高水准。具体而言,CCPC 认证是 JCI 针对单病种推出的质量评审体系,要求严苛,以国际诊疗指南为主要检查依据,主要针对疾病的诊断、治疗是否规范而展开,涉及医疗、护理、营养、康复、预防等多方面;重视跨领域医疗资源整合、跨团队协同配合和患者及家属的参与权利,强调团队成员对医疗指引的一致遵从性以及对质量指针的追求。该认证仅对 JCI 国际认证通过的医院开放,重点查检内容包括临床路径、病种管理、重点监控指标、对治疗效果监管和患者教育、家庭支持等。

JCI 认证是一个严谨的体系,JCI 标准的理念是最大限度地实现可达到的标准,以患者为中心,建立相应的政策、制度和流程以鼓励持续不断的质量改进,并符合当地文化 JCI 标准涵盖 368 个标准(其中 200 个核心标准,168 个非核心标准),每个标准下又包含几个衡量要素,共有 1033 小项,主要针对医疗、护理过程中的最重要环节等。评审结果通过以下形式表现:基本达到每一条 JCI 标准(每一条标准得分至少 5 分),基本达到每一章标准(每一章汇总得分至少 7 分),总体上达到基本标准(所有标准汇总得分至少 8.5 分)基本达到所有国际患者安全目标要求(各项目标要求得分至少 5 分)。JCI 要求对所有患者提供同质性医疗服务,并遵循适应的法律、法规。评审有效周期为 3 年。JCI 精神是要保证医疗行为的安全、有效,同时总结、分析、提出相应的解决方案,不断进行持续改进。2018 年我院迎来了 JCI 检查的第四个评审年,且顺利通过评审。评审考核医疗质量及患者安全。在评审过程中需要提供干预数据,专家提出一些具体问题,进行有依据的回答,评审专家会实时考察,到患者病床旁进行相关问题的提问及核实。对于康复这一模块是 JCI 对医疗质量检查的一个环节。

我们医院通过对住院患者进行术前的宣教及预康复,让患者对自己的病情有一定的认识,并和医务人员一起参与到疾病管理中。术后的早期康复干预,促进了患者的快速康复,减少了住院时程及整体术后并发症,以及对于可控制的心血管疾病的危险因素,对于不同患者进行个体化宣教及必要的药物等干预,提高了患者的满意度。出院前的体能评估及再次宣教,指导患者出院后日常生活,给予安全适度的康复运动建议,养成健康的生活习惯,减少疾病的复发及再住院率,同时并安排术后 1 个月、3 个月、半年的随访,提高患者的依从性,提高生活质量,真正实现生物–心理–社会现代医学模式。我院对冠心病搭桥、急性心肌梗死以及心力衰竭患者进行无缝对接、全程干预的预康复、早期康复、术后康复、出院评估及指导、出院后随访及继续干预,我们拥有规范化流程及相应的操作准则。在 CCPC 评审专家对入组的三个项目 (CCPC–CABG,CCPC–STEMI,CCPC–HF)从临床诊断、治疗、营养、康复、护理、心理等方面一一考核,是否按照规范化流程实施。康复作为其中一个环节,考核康复训练适宜性、出院前康复评估、戒烟管理及相应的干预措施,查阅康复评估、康复训练病程记录,且走进病房对患者进行实时考核,最终顺利通过 CCPC 考核,且得到了评审专家的赞赏，可见我院康复诊疗水平已经达到国际标准化要求。JCI 及 CCPC 对我们不断提出要求，我们在不断持续改进的路上奋力前行，提高医疗质量，让患者真正获益。

第九章 病例分析与解读

第一节 冠状动脉搭桥术后康复治疗病例分析

一、基本情况

1. 主诉

张 **,男,61 岁,主因"间断胸痛 10 年,加重半月余"入院。

2. 现病史

患者于入院前 10 年,间断出现胸痛,伴有后背放射性疼痛,与活动量增加有关,未予以重视。近半月余,患者胸痛较前加重,轻微活动量即可引起,发作较前频繁,就诊于当地医院,行冠脉造影提示左主干+三支病变,现为求进一步诊治来院。患者自发病以来,精神正常,饮食正常,睡眠正常,大小便正常,体重无明显变化。

3. 既往史

原发性高血压 10 余年,血压最高达 180/100mmHg,不规律服用降压药物。

4. 入院诊断

冠心病,不稳定性心绞痛,心功能 II 级(NYHA),高血压 3 级(很高危)。

5. 住院诊治过程

入院后完善相关化验检查,请心内科、心外科医师会诊考虑冠脉病变比较弥漫,无手术禁忌证,建议在全麻下行冠状动脉旁路移植术。手术情况:非体外循环不停跳冠状动脉旁路移植术(4 支)3 支大隐静脉+1 支同侧乳内动脉,术后转入 ICU、普通病房,待病情平稳出院。

二、康复过程

(一)术前康复评估

1. 术前康复评估内容(见表 9-1-1)

表 9-1-1 术前康复评估

评估项目	评估内容	结果
入院时一般情况评估	身高:172cm;体重:84kg; 腰围:104cm;臀围:108cm; 关节活动度:正常	BMI:28.39kg/m² 腰臀比(WHR):0.96 关节活动度评估正常
危险因素估	高血压、吸烟、运动不足、中心性肥胖	
肌力评估	握力左 ①29.1 kg ②27.9kg; 右 ①33.2kg ②30.5kg; 四肢肌力徒手评估(MRC 评估 5 级) 入院时吸气肌肌力最大指数 50.33 cmH₂O,达预计值48%	握力指数低下 四肢肌力正常 吸气肌力下降
肺功能检查	FEV1/FVC=99%,FEV1=2.21L,预计 值89%,MVV=6.25L/min,达预计值 58.5 %,DLco%=82%	通气功能轻度下降 弥散功能正常
平衡能力评估	双脚并排站立 10 秒:是 前后脚交叉站立 10 秒:是 双脚一条直线站立 10 秒:是	正常
体适能评估	简易体能状况(SPPB)12 分	尚可
心理精神状况评估	PHQ 评分:1 分 GAD 评分:2 分	正常
睡眠评估	简易睡眠评估问卷	良好
饮食状况	营养状况评估问卷	良好

2. 康复评估结果分析

患者吸气肌力下降,结合肺功能检查:患者通气功能轻度下降,追问病史及相关化验检查患者无慢性阻塞性肺疾病及限制性肺疾病, 排除病理性疾病,主要是运动不足导致的吸气肌力下降,进而通气功能下降,增强吸气肌力可降低肺部并发症,缩短住院时长等。

患者握力指数低下,握力可以从一个侧面反映全身的力量状况,有研究证实,握力与心血管疾病的发病率和死亡率呈明显负相关性,但对于此患者存在心血管疾病急性事件发生高风险,不适合力量训练。

吸烟是冠心病的一个明确的危险因素, 同时也是一种慢性高复发性疾病,有研究证实:20 年随访中,CABG 后戒烟降低死亡率和二次血管成形分别为41%和 30%,无措施硬性戒烟使得戒烟成功率降低,且出现明显戒断综合征,故需要得到专业的医务人员的指导。

高血压主要损伤靶器官是心、脑、肾,是心脑血管疾病的常见原因,控制血压达标,教育患者进行自我血压管理意义重大。

很多研究表明,运动不足、肥胖更容易引发各种疾病,促进健康的生活方式,增强体质,可在一定程度上延缓疾病的发展,改善生活质量。

3. 术前康复目标

①提高吸气肌力,为术后及早拔除气管插管及尽快转出 ICU 创造条件,为术后排痰训练做准备,降低术后肺部并发症;②指导戒烟,术前确保患者零吸烟,为远期戒烟做准备。

4. 术前康复训练

①呼吸功能训练:使用流量式训练器自行训练 30 次/组,2 组/日,训练 3 天至手术日,吸 15 次中间休息 30 秒左右,避免出现头晕、心悸等不适症状;②戒烟指导:讲解吸烟对心血管的危害及戒烟方法。

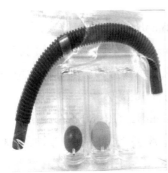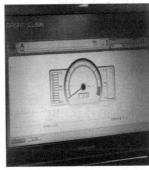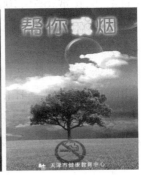

图 9-1　呼吸肌力训练器及戒烟宣教资料

注意事项:患者冠脉病变严重,急性心血管事件发生率较高,康复工作包括宣教及康复训练应注意保持患者情绪稳定,活动量不宜过大,避免诱发心绞痛。

5. 康复效果

①呼吸功能改善:吸气肌力最大指数 93.26cmHg,达预计值 89%,较前明显增加,MVV 有所增加,FEV1,FEV1/FVC 未见明显改善,有利于降低术后肺部并发症等;②戒烟效果:认识到戒烟的必要性,戒烟决心及信心增强。

(二)术后 ICU 康复

1. 康复前评估

①治疗中应注意的管路:有胸腔引流管,无临时起搏器,无气管插管,患者平卧位;②术后 12 小时内生命体征:BP: 141/62mmHg; HR: 80~100 次/分,窦性心律,正常;SPO$_2$:99%;③药物:多巴胺 5μg/(kg·min),舒芬太尼 1μg/kg,肾上腺素 5.0μg/kg;④其他:意识:清楚,疼痛:有,部位:胸部切口,评分:2 分(长海痛尺评分),肌力:正常。

2. 康复评估结果分析

目前患者仍有疼痛但较轻微,生命体征平稳,血流动力学稳定,内环境酸碱平衡平稳,可以进行离床活动。

3. 康复目标

预防失用性肌肉萎缩,增加肺通气量,恢复活动耐量,为早期转入普通病房,独立步行做准备

4. 康复训练

术后第一天上午:训练前生命体征:BP: 141/62mmHg; HR: 79 次/分,窦性心律,正常;SPO₂:99%。训练内容:①床上直腿抬高运动 10 次;②上肢握手抬高运动 10 次;③咳痰训练 5 次。训练后生命体征:BP: 151/62 mmHg; HR: 78 次/分,窦性心律,正常;SPO₂:100%;Borg 指数 12。

术后第一天下午:训练前生命体征:BP: 134/61mmHg; HR: 72 次/分,窦性心律,正常;SPO₂:99%。泵入药物:多巴胺 0.5μg/kg/min,余评估同上。训练内容①咳嗽训练 3 次;②床旁坐位训练 3 分钟;③床旁站立训练 3 分钟。训练后生命体征:BP: 141/68mmHg; HR: 85 次/分,窦性心律,正常;SPO2:99%。

术后第二天上午:训练前生命体征:BP: 139/61mmHg; HR: 80 次/分,窦性心律,正常;SPO₂:99%。训练内容:①咳嗽训练 3 次;②床旁坐位训练 3 分钟;③床旁站立训练 5 分钟。训练后生命体征:BP: 142/72 mmHg; HR: 76 次/分,窦性心律,正常;SPO₂:100%;Borg 指数 11。

术后第二天下午:训练前生命体征:BP: 135/69mmHg; HR: 74 次/分,窦性心律,正常;SPO₂:100%。训练内容①咳嗽训练 5 次。②床旁坐位训练 3 分钟。③床旁站立训练 5 分钟。训练后生命体征:BP: 144/65mmHg; HR: 79 次/分,窦性心律,正常;SPO2:99%

5. 康复效果

ICU 康复训练安全有效,未发生 ICU 获得性衰弱,失用性肌萎缩,未发生焦虑、抑郁等心理障碍。

(三)术后普通病房康复

1. 康复前评估

①治疗中应注意的管路:无引流管,无临时起搏器;②药物:无;③其他:意识:清楚,疼痛:有,部位:胸部切口,评分:1 分,肌力:正常,活动不受限制。

2. 康复目标

提高运动耐量,进行危险因素宣教:劝导戒烟,体重控制,血压控制,为出院后回归正常生活及养成良好的生活习惯做准备。

3. 康复内容

术后第三天上午:训练前评估:生命体征:BP: 134/61mmHg; HR: 71 次/分,窦性心律,正常;SPO$_2$:99%。康复内容:①宣教内容:戒烟方法(设定戒烟日、丢弃烟具、争取亲朋好友支持、对抗烟瘾发作的技巧),体重控制(设置目标,少食多餐),血压控制(低盐饮食,规律服药,适当运动);②训练内容:床旁坐位训练 5 分钟;床旁站立训练 5 分钟;床旁辅助行走训练 5 分钟。训练后生命体征:BP: 144/71mmHg; HR: 72 次/分,窦性心律,正常;SPO$_2$:99%。

术后第三天下午:训练前评估:生命体征:BP: 134/61mmHg; HR: 71 次/分,窦性心律,正常;SPO$_2$:99% 训练内容:病房外辅助行走 50m。训练后评估:生命体征:BP: 145/61mmHg; HR: 74 次/分,窦性心律,正常;SPO$_2$:99%。

术后第四天:根据患者对宣教内容的反馈,针对性介绍如何做到低盐饮食。评估同前。上午:病房外辅助行走 50m,下午:病房外辅助行走 100m。训练前后生命体征无明显变化。

术后第五天:患者已经做好戒烟准备、戒烟决心很大,继续介绍如何控制血压。评估同前,上午:病房外辅助行走 100m,下午:病房外辅助行走 200m。训练前后生命体征无明显变化。

4. 康复效果

患者心肺耐力明显提高,对疾病的认识及危险因素控制得到了很好的认知及掌握,决定戒烟。

(四)出院前宣教及康复指导

1. 再次宣教

制订戒烟计划,建议低盐低脂饮食指导,减重,控制血压,规律服药,进行六分钟步行试验(见表9-1-2)。

表 9-1-2 六分钟步行试验

六分钟步行试验结果			
有无特殊情况终止运动试验	无		
安静时心率	79 次/分	安静时血压	140/96 mmHg
运动时最高心率	105 次/分	运动时最高血压	137/99 mmHg
1 分钟心率	92 次/分	1 分钟血压	138/97mmHg
3 分钟心率	85 次/分	3 分钟血压	130/89 mmHg
预计步行距离	577 m	实测步行距离	318 m
最高代谢当量	3.5 METs	达预计值	37 %

2. 给予运动指导

可进行步行训练,每日 15~20 分钟,步速控制在 3.0~4.0km/h,Borg:11~13。暂不做扩胸运动及抗阻运动,1 个月后就诊于心脏康复门诊复查。

(五)病例解析

此搭桥患者,手术创伤较大,胸部及下肢同时存在伤口,患者疼痛明显,术后易出现出血、肺感染等并发症,ICU 期间同时应用镇静、止痛及大量的血管活性药物,早期适当康复是必要的,可降低手术并发症,提高运动耐量等。通过术前评估,此患者存在高血压、高血脂,同时吸烟、日常活动量低、中心性肥胖,将针对危险因素的宣教及指导贯穿在康复过程中的每一个环节,可提高康复效果及意义。

第二节　Morrow 术+CABG 术术后 ICU 康复病例分析

一、基本情况

1. 主诉　刘××,女性,65 岁,主因"活动后胸痛、气短 1 年余"入院。

2. 现病史　患者 1 年前,体力活动后出现阵发性胸痛、气短,伴背部疼痛,曾就诊于外院考虑"肥厚梗阻性心肌病"建议手术治疗,患者及家属拒绝,近半年症状加重,活动耐力下降,安静时无胸闷、气短发作,就诊于我院行冠脉造影提示:冠状动脉双支病变,前降支及右冠近端狭窄严重;心脏彩超示:室间隔增厚,以基底段显著 20mm,左室前壁增厚 18mm,左室侧壁增厚 14mm,左室流出道血流明显增快,峰值流速 5.2m/s,压差 106mmHg。二尖瓣回声尚好,M 型可见 SAM 征,梗阻性肥厚型心肌病可能性大。

3. 既往史　无高血压、糖尿病、脑血管疾病等病史。

4. 入院诊断　非对称性梗阻性肥厚型心肌病,二尖瓣中-大量反流,三尖瓣少量反流,轻度肺动脉高压,冠心病,两肺局限性肺气肿,双侧颈总动脉粥样硬化。

5. 入院诊治过程　入院后完善相关化验、检查,无手术禁忌证,于 2017/12/18 16:43-2017/12/19 7:40 全麻下进行 Morrow 术、冠状动脉旁路移植术 *2,术后血压偏低,心功能不满意,行 IABP(主动脉球囊反搏术)植入术,出血量多,应用止血药及输注血制品。由于血压下降、静脉压和气道压明显升高,决定延迟关胸。12/19 15:00 行 ECMO(体外膜肺氧合)植入术。于 2017/12/21 17:21 行关胸术,待病情平稳转出 ICU 至普通病房。

二、康复过程

(一)术前康复评估

1. 术前康复评估内容(见表 9-2-1)

表 9-2-1 术前评估表

评估项目	评估内容	结果
入院时一般情况评估	身高:160 cm；体重:70 kg；腰围:90 cm；臀围:100 cm；关节活动度:正常	BMI:27.34 kg/m²
危险因素	肥胖、运动不足	

2. 康复评估结果分析及康复目标

患者无意识障碍,无肢体活动障碍,肌力正常,术后尽量恢复至术前水平,可独立生活,其次进行宣教指导其健康的生活方式。

(二)ICU 康复治疗情况

1. 康复诊治过程(见表 9-2-2)

表 9-2-2 ICU 康复诊治内容(见图 9-2-1 至图 9-2-6)

日期	病情及诊治	康复评估及计划	康复内容
ICU 康复第 I 阶段(患者意识不清)			
2017/12/19	IABP 辅助循环,呼吸机辅助控制通气,大剂量血管活性药物:多巴胺 10μg/(kg·min),肾上腺素 0.1μg/(kg·min)病情危重,生命体征难以维持,床旁植入 ECMO,下病危通知。	意识不清,镇静状态,置管 多 IABP、ECMO、CRRT、临时起搏器、药物(血管活性、镇静止痛等)	观察,暂无康复运动治疗
2017/12/20	连续血液净化(CRRT),白细胞及中性粒细胞均高于正常,且呈上升趋势,黄黏痰,胸部 X 线片透过度差,考虑存在感染高风险。	同上	观察,暂无康复运动治疗
2017/12/21	行床旁关胸术	同上	观察,暂无康复运动治疗

(待续)

表 9-2-2 （续）

日期	病情及诊治	康复评估及计划	康复内容
2017/12/23	痰量减少,体温不高,白细胞及中性粒细胞百分比均呈下降趋势,胸片较前好转,抗感染治疗有效	同上	观察,暂无康复运动治疗
ICU 康复第 Ⅱ 阶段(意识恢复之后)			
2017/12/24	气管切开,治疗同前	意识模糊,促进下肢血液循环,预防神经麻痹,预防跟腱挛缩,预防深静脉血栓	双侧足背屈、跖屈,每日两组,每组 10~15 次
2017/12/26	出现腹胀情况,肠鸣音消失。撤除 ECMO	意识清楚,生命体征平稳,药物+手法治疗,改善胃肠道功能,解除腹胀	手法按摩 5 分钟/次,2 次/日,效果良好
2017/12/27	拔除 IABP	预防挛缩、下肢深静脉血栓	针对六大关节,进行被动关节活动度训练(PROM),牵伸训练每日 2 组,每组 10~15 次
2017/12/28–	持续气管切开呼吸机辅助呼吸	同上	PROM,牵伸训练(同上):预防挛缩、下肢深静脉血栓
2017/12/28–2018/01/06	持续气管切开呼吸机辅助呼吸血管活性药物:多巴胺 μg/(kg·min),肾上腺素 0.03μg/(kg·min),硝普钠 0.1μg/(kg·min)。逐步减量,药物维持酸碱平衡及电解质平衡	同上	PROM,牵伸训练(同上):预防挛缩、下肢深静脉血栓
2018/01/07–2018/01/09	加温、加湿高流量吸氧呼吸,间断 CRRT 治疗,继续抗感染、强心、利尿等对症支持治疗	意识清,精神状态良好,配合较好,左腿伤口疼痛评分 3 分;肌力评估:双上肢肌力Ⅲ+级,双下肢肌力Ⅲ级	辅助下床旁坐位训练 5min,一天 2 次,训练前监测血压情况:107~118/52~75mmHg,心率 78~89 次/分,训练结束后血压水平:115~135/65~88mmHg,心率 75~90 次/分。

（待续）

表 9-2-2 （续）

日期	病情及诊治	康复评估及计划	康复内容
2018/01/10	停用多巴胺,硝普钠,呼吸锻炼,全封气管插管动员经口进食。	意识清,精神状态良好,配合较好,左腿伤口疼痛评分 3 分;肌力评估:双上肢肌力Ⅲ+级,双下肢肌力Ⅲ级	上午:床旁坐位训练(可独立)20min。下午:床旁坐位 10min,双人辅助下床旁站立 3 次(20s,40s,20s)。
2018/01/11	间断咔塞夫冲击,评价肾功能恢复尚可	意识清,精神状态良好,配合较好,左腿伤口疼痛评分 1 分;肌力评估:双上肢肌力Ⅲ+级,双下肢肌力Ⅲ+级	上午:床旁坐位、上肢肌力训练(上臂上抬 10 次),站立训练;下午:床上踏车 10min,下肢肌力训练。
2018/01/12－2018/01/15	加温、加湿高流量吸氧呼吸,并逐步拔出气管切开套管,给予经鼻导管吸氧呼吸停用血液净化治疗,自主尿量,鼓励经口进食	肌力评估:双上肢肌力Ⅲ+级逐步恢复至Ⅳ级,双下肢肌力Ⅲ+级	上午:床旁站立训练(最长一次可单人辅助下站立 1min)上肢肌力训练(上臂上抬 10 次)。下午:下肢肌力训练(提踵 10 次/组,3 组)

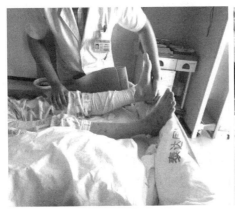

图 9-2-1　12/24-01/06 主被动关节活动

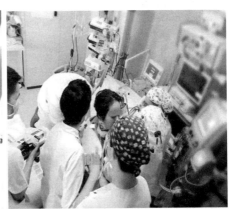

图 9-2-2　01/07 辅助下床旁坐位

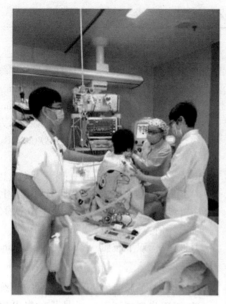

图 9-2-3　01/09 床旁坐位训练

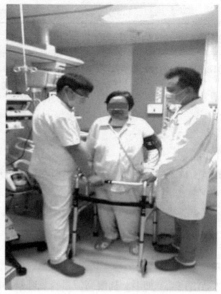

图 9-2-4　01/10 床旁辅助站立

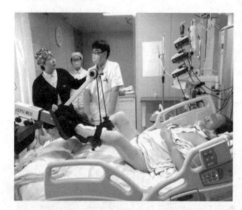

图 9-2-5　01/11 床上踏车训练

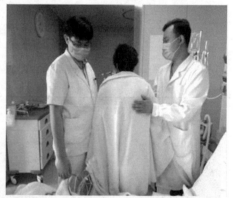

图 9-2-6　01/12 床旁站立训练

2. 康复效果

患者在 ICU 滞留 27 天,在意识不清的状况下即进行早期的床上被动运动,直到意识清楚,主动运动,抗阻力量训练,减缓了 ICU 获得性衰弱,预防深静脉血栓形成。

(三)病例分析

此患者同时进行冠脉搭桥及 Morrow 术联合手术,手术创伤较大及手术时间较长。术中出血较多,血压下降、静脉压和气道压明显升高,延迟关胸 3 天,术后心功能较差,需 IABP、ECMO、临时起搏器等心功能辅助装置。患者病情较重,活动受限,需要从血流动力学、精神意识状态、四肢肌力、运动耐力四个方面进行综合评估,进行被动及辅助性早期心脏康复治疗,减少了 ICU 获得性衰弱,降低手术并发症、死亡率,促进其快速康复。在康复过程中:①患者植入 IABP、ECMO,注意保护管路,避免打弯及脱落,保证辅助装置的正常工作;②患者带有引流瓶、尿管,保证装置处于负压状态,防止逆流;③患者同时泵入大量血管活性药物及镇痛剂,康复过程中密切观察患者的呼吸频率、心率及心律,同时关注患者精神状态、自我劳累程度,避免增加心脏负担,确保康复治疗的安全、有效性;④康复师应注意手卫生及必要的防护,避免交叉感染。

第三节 主动脉夹层术后康复病例分析

一、基本情况

1. 主诉　靳××,男,48 岁,主因"突发胸背痛 2 小时"入院。

2. 现病史　患者 2 小时前无明显诱因突发胸背痛,疼痛剧烈难以忍受,自行口服阿司匹林后疼痛无缓解,救护车前往我院急诊科,患者诉双侧腰痛,血压 160~180/100mmHg,给予乌拉地尔降血压,吗啡镇痛,行大血管 CTA:主动脉夹层 DeBakey Ⅲ 型,外二科陈铁男主任查看患者建议收入 CCU。患者自发病以来,精神差,饮食、睡眠较差,大小便正常,体重无明显变化。

3. 既往史　有高血压病史 10 年,最高血压 180/110mmHg,不规律服用降压药,平时血压 160/100mmHg 左右,4 年前有脑梗死病史,于天津铁路医院住院治疗,未遗留明显肢体活动障碍。

4. 入院诊断　主动脉夹层 DeBakey Ⅲ 型,高血压 3 级,很高危,陈旧性脑梗死

5. 入院诊治过程　入院后检查:大血管 CTA:主动脉夹层 DeBakey Ⅲ 型 乙,主动脉自弓部左锁骨下动脉以远 3cm 至腹主动脉末端可见"真假"两腔,内膜片呈螺旋走行,破口位于主动脉弓部直径 5.8mm,右肾动脉开口水平可见再破口;假腔略大于真腔。建议择期在全麻下进行主动脉弓降部覆膜支架植入术。

二、康复过程

(一)术前康复评估

1.术前康复内容(见表 9-3-1)

表 9-3-1　术前康复评估

评估项目	评估内容	结果
入院时一般情况评估	身高:177cm;体重:84kg 腰围:98 cm;臀围:108 cm;关节活动度:正常 高血压、肥胖	BMI:26.81kg/m² 腰臀比(WHR):0.91 关节活动度评估正常，四肢肌力正常
危险因素		
握力、呼吸肌力评估及肺功能检查、平衡能力、体适能评估	考虑患者病情较重,风险高,此外患者较年轻,评估意义较小,未进行相关检查评估	
心理精神状况评估	PHQ 评分:1 分 GAD 评分:0 分	正常
睡眠评估	简易睡眠评估问卷	良好
饮食状况	营养状况评估问卷	良好

2. 康复评估结果分析

高血压是主动脉夹层的一个危险因素,此外,其主要损伤的靶器官是心、脑、肾,是心脑血管疾病的常见原因。控制血压达标,教育患者进行自我血压管理意义重大。很多研究表明,肥胖更容易引发各种疾病,促进健康的生活方式,可在一定程度上延缓疾病的发展,改善生活质量。

3. 术前康复目标

考虑患者病情危重,且术前康复必要性不大,建议患者保持静卧,密切观察生命体征,尽早手术。

(二)术后 ICU 康复

1. 康复前评估

①治疗中应注意的管路:无引流管,无临时起搏器,无气管插管,患者平卧位;②药物:硝普钠 2mL/h,咪达唑仑注射液静脉点滴;③生命体征:术后 12 小时内:BP: 110~150/50~80mmHg; HR: 60~80 次/分,窦性心律,正常;SPO₂:99%;④其他:意识:清楚,疼痛:有,部位:腹股沟穿刺点,评分:2 分,肌力:正常。

2. 康复评估结果分析

目前患者仍有疼痛但较轻微,生命体征平稳,血流动力学稳定,内环境酸碱平衡平稳,可以进行离床活动。

3. 康复目标

预防肌肉萎缩,增加肺通气量,恢复活动耐量,为早期转入普通病房做准备。

4. 康复训练

术后第一天上午:训练前生命体征: BP:113/54mmHg; HR:78 次/分,窦性心律,正常;SPO$_2$:99%。训练内容:①床上直腿抬高运动 10 次;②上肢握手抬高运动 10 次;③咳痰训练 5 次。训练后生命体征: BP: 119/68mmHg; HR: 90 次/分,窦性心律,正常;SPO$_2$:100%; Borg 指数 12。

术后第一天下午:训练前生命体征: BP: 107/74mmHg; HR: 84 次/分,窦性心律,正常;呼吸:17 次/分,SPO$_2$:99%。训练内容:①咳嗽训练 3 次;②床旁坐位训练 3 分钟;③床旁站立训练 5 分钟。训练后生命体征: BP: 97/78mmHg; HR: 90 次/分,窦性心律,正常;呼吸:17 次/分,SPO$_2$:99%。

5. 康复效果

ICU 康复训练安全有效,活动耐量得到提高,减少了 ICU 并发症。

(三)术后普通病房康复

1. 康复前评估

①治疗中应注意的管路:无引流管,无临时起搏器,无气管插管,患者平卧位;②药物:无静脉泵入药物;③其他:意识:清楚,疼痛:有 ,部位:腹股沟穿刺点,评分:2 分(长海痛尺),肌力:正常。

2. 康复评估结果分析

患者目前病情平稳,体力较好,已可床旁独自站立,可进行步行训练。

3. 康复目标

提高运动耐力,促进快速康复。

4. 康复治疗内容

术后第一天上午:训练前生命体征:血压:107 /74 mmHg;心率:84 次/分,窦性心律;SPO$_2$:98 %;呼吸:17 次/分。训练内容:步行训练:独立步行 10 m,宣教:严格控制血压,介绍适当运动的必要性。训练结束后血压、心率未见明显波动,Borg 指数 :11。

术后第一天下午:训练前生命体征:血压:101 /84 mmHg;心率:78 次/分,窦性心律;SPO$_2$:98%;呼吸:15 次/分。训练内容:步行训练:辅助具步行 100 m,治疗后状态:血压、心率无明显波动 ,Borg 指数:11。 指导患者室内如厕,室内活动,没有康复师协助不能独立外出。

术后第二天上午:训练前生命体征:血压:104 /70 mmHg;心率:69 次/分,窦性心律;SPO$_2$:98%;呼吸:14 次/分。训练内容:四肢联动 10 分钟,心率控制在 90 次/分左右,Borg 指数:12。 训练后未见血压心率明显波动。

术后第二天下午:指导患者在家属陪同下步行 10 分钟。

5. 康复效果

运动耐力明显提高,血压、心率平稳,缓解焦虑状态,患者得知如何监测血压。

(四)出院前宣教及康复指导

1. 宣教

①建议低盐饮食指导,减重;②简单介绍高血压如何影响疾病的发展,如何从饮食、运动、控制情绪、药物等方面控制血压。进行六分钟步行试验(见表 9-3-2)。

表 9-3-2　六分钟步行试验

六分钟步行试验结果			
有无特殊情况终止运动试验	无		
安静时心率	74 次/分	安静时血压	112/77mmHg;
运动时最高心率	101 次/分	运动时最高血压	137/99mmHg
1 分钟心率	89 次/分	1 分钟血压	132/87mmHg
3 分钟心率	75 次/分	3 分钟血压	120/85mmHg;
预计步行距离	642m	实测步行距离	425m
最高代谢当量	5METs	达预计值	66%

2. 生活及运动指导

根据心肺耐量试验结果,给予简单生活指导。运动指导:告知患者可进行步行训练,每日 15~20 分钟,步速控制在 3.0~4.0km/h,Borg 指数:11~13。可做简单抗阻运动,1 个月后就诊于心脏康复门诊复查。

(五)病例分析

患者为中年男性,术前无四肢活动不便,运动耐力正常。主动脉夹层常伴有多年的高血压病史,且血压控制不佳。主动脉夹层死亡风险极高,及早手术可降低死亡率,术后早期康复,有助于减少焦虑、恐惧的发生,促进早期恢复到日常正常生活。

第四节　瓣膜置换+人工血管置换术后康复病例分析

一、基本情况

1. 主诉　患者××,男,58 岁,主因"发现主动脉瓣狭窄 2 个月"入院。

2. 现病史　患者于入院前 2 个月,单位体检时听诊心脏杂音,建议心内科就诊,后就诊于我院行心脏彩超示:主动脉瓣二瓣化畸形,主动脉瓣钙化、狭窄中度并反流少-中量,升主动脉瘤样扩张,左室舒张功能减低。请心外科医生会诊建议手术治疗。患者自发病以来,精神差,饮食、睡眠较差,大小便正常,体重无明显变化。

3. 既往史 有高血压病史 10 年,最高血压 160/100mmHg,规律服用降压药,平时血压控制在 120~140/80~90mmHg 左右。

4. 入院诊断 心脏瓣膜病,主动脉瓣狭窄伴关闭不全,冠状动脉粥样硬化升主动脉扩张,高血压病 2 级,很高危。

5. 住院诊治过程 入院后在全麻体外循环下行 Bentall 术(主动脉瓣置换+人工血管置换术)。

二、康复过程

(一)术前康复评估

1. 术前康复内容(见表 9-4-1)

表 9-4-1 术前康复评估表

评估项目	评估内容	结果
入院时一般情况评估	身高:173cm;体重:75.1kg;腰围:94cm;臀围:101cm;关节活动度评估	BMI:25.1kg/m² WHR:0.93 关节活动度正常
危险因素	吸烟	
肌力评估	握力左①45.4kg②46.8kg 右①50.5kg ②51.0kg	握力指数正常
	四肢肌力徒手评估(MRC 评估 5级)入院时吸气肌肌力最大指数 117.14 cmH₂O,达预计值110%	四肢肌力正常 吸气肌力正常
肺功能检查	F EV1/FVC =89%,FEV1 =3.01L,达预计值 89%,MVV =120L/min,达预计值 88 %,DLco%=84%	通气功能正常 弥散功能正常
平衡能力评估	双脚并排站立 10 s:是	正常
	前后脚交叉站立 10 s:是	
	双脚一条直线站立 10 s:是	
体适能评估	简易体能状况(SPPB)15 分	正常
心理精神状况评估	PHQ 评分:2 分 GAD 评分:3 分	正常
睡眠评估	简易睡眠评估问卷	良好
饮食状况	营养状况评估问卷	良好

2. 康复评估结果分析

①吸烟是一种慢性高复发性疾病，烟草中有 4000 多种物质，200 种以上为有毒物质，60 多种为致癌物质，和慢性缺血性心脏病、癌症、慢性阻塞性疾病消化性溃疡等多种疾病密切相关，无措施硬性戒烟使得戒烟成功率降低，且出现明显戒断综合征，故需要得到专业的医务人员的指导；②患者体适能良好，肌力正常，睡眠可，无心理精神压力，有利于术后恢复。

3. 术前康复目标

评估患者烟瘾程度及戒烟意愿，制订戒烟计划。

4. 术前康复训练

告知患者吸烟的危害，评估患者戒烟意愿，进一步指导戒烟。

(二)术后 ICU 康复

1. 康复前评估

①治疗过程中注意器械：有胸腔引流管，临时起搏器；②生命体征：术后 12 小时内：BP：100~140/50~85mmHg；HR：90~120 次/分，窦性心律，正常；SPO_2：99%；③其他：意识：清楚，疼痛：有，胸部伤口，评分：3 分(长海痛尺)，肌力：正常。

2. 康复评估结果分析

目前患者仍有疼痛但较轻微，生命体征平稳，血流动力学稳定，内环境酸碱平衡平稳，可以进行离床活动。

3. 康复目标

预防肌肉萎缩，增加肺通气量，恢复活动耐量，为早期转入普通病房做准备。

4. 康复治疗内容

术后第一天上午：训练前生命体征：血压：113/ 67mmHg；心率：105~110 次/分；SPO_2：99%；呼吸：18 次/分；心律：异位心律，房颤。训练内容：①咳痰训练；②床上训练：直腿抬高；上肢上抬；③床旁坐位训练：辅助坐位 3 分钟；④床旁站立训练：原地踏步 10 次/组×3 组，提踵 10 次。训练后生命体征：血压 105 / 64mmHg；心率 115~119 次/分；SPO_2：99 %；呼吸：18 次/分；心律：窦性心律，未见心律失常，血压、心率波动较小。

术后第一天下午：训练前生命体征：血压：108/75 mmHg；心率：95~100 次/分；SPO_2：99%；呼吸：17 次/分；心律：异位心律，房颤。训练内容：①咳痰训练；②床旁坐位训练；③床旁站立训练(原地踏步 10 次/组×3，提踵 10 次)；④室内步行 10 米。训练后生命体征：血压 112/66mmHg；心率 108 次/分；SPO_2：99 %；呼吸 18 次/分；心律：窦性心律，未见心律失常。

5. 康复效果

患者可床旁站立,减少 ICU 并发症,促进术后快速康复。

(三)术后普通病房康复

1.康复前评估

①治疗过程中注意器械:无起搏器;②药物:无静脉用药;③其他:意识:清楚,疼痛:有:胸部伤口。评分 2 分(长海痛尺),肌力正常。

2. 康复目标

提高运动耐量,宣教术后注意事项,早日回归社会工作。

3. 康复治疗内容

术后第二天上午:训练前生命体征:血压:128/91mmHg;心率:95 次/分,窦性心律,正常;SPO_2:97%;呼吸:19 次/分。训练内容:①床旁站立训练,原地踏步 10 次/组×3,提踵 10 次;②步行训练,独立步行 100m。训练后生命体征较前未见明显变化。

术后第二天下午:训练前评估同前,训练内容:步行训练:独立步行 200m。康复指导:家属协助下室外活动,每次小于 200m,2~3 次/日。

4. 康复效果

患者活动耐量提高,学会自我管理疾病,减少手术中远期并发症。

(四)出院前宣教及康复指导

1. 出院前宣教

①注意减少感染风险,讲究卫生,勤洗手,出现发热、感染迹象时及时就医,根据病情,必要时应用相应的抗生素,减少感染性心内膜炎的发生;②注意观察皮肤、黏膜等部位出血征象;③注意控制体重,减肥,指导其健康的生活方式。进行六分钟步行试验。

2. 康复运动指导

建议出院后以步行为主,运动速度:3~4km/h,每天 15~20 分钟,1 个月后门诊复查调整运动处方。

(五)病例分析

此例患者存在主动脉瓣狭窄,升主动脉扩张,心室腔扩大,进行瓣膜置换术后可明显改善心功能,延长寿命。患者的手术创伤大,以及术后 2～3 日内需要保持适当的液体负平衡,这是新发房颤的常见原因,此房颤多在术后早期出现。一般情况可适当运动,促进快速康复,随着心功能的恢复,可转为窦性心律。术后宣教,可增加患者对疾病的认知及自我管理,改善远期预后。

第五节　冠脉搭桥术+升主动脉及主动脉瓣膜置换术后合并脑梗死康复病例分析

一、基本情况

1. 主诉　男,朱××,73 岁,主因"突发牙痛及胸闷 5 天"入院。

2. 现病史　患者于入院前 5 天无明显诱因突发牙痛,伴胸闷,出汗,症状持续不缓解,遂就诊于当地医院,查心肌标志物:TNI:3.96ng/mL,CK-MB:20.7ng/mL,心电图:窦性心律,V1-V3ST 段抬高考虑急性心肌梗死,遂转入我院,行大血管 CTA 提示:主动脉粥样硬化改变,局限性壁间血肿形成可能,相当于右侧膈顶附近水平主动脉局限性瘤样扩张。左侧肾动脉重度狭窄。左侧椎动脉重度狭窄。CAG 示:左前降支(LAD)(可见节段性狭窄,最重约 80%,D1 开口狭窄约 90%),左回旋支(LCX)(弥漫病变,狭窄最重约 80%,OM 开口处狭窄约 90%),右冠脉(RCA)(远段后三叉前狭窄约 80%)。请心外科主任医师会诊:建议择期行冠脉搭桥术+升主动脉及主动脉瓣膜置换,后转入 CCU 密切监测。

3. 既往病史　高血压病史 10 年,最高血压 180/100mmHg;吸烟 50 年,平均 20 支/日,未戒烟;饮酒 50 年,平均 250mL/d,未戒酒。

4. 临床诊断　冠状动脉粥样硬化性心脏病,急性前间壁心肌梗死,主动脉壁间血肿,主动脉局限性瘤样扩张,左肾动脉重度狭窄,左椎动脉重度狭窄高血压病 3 级(极高危)。

5. 入院诊治过程　2018/09/04 全麻体外循环下行冠脉搭桥术,升主动脉置换,主动脉瓣置换术。大量血管活性药物支持下循环波动较大,且出现内环境紊乱,血气分析提示呼酸及代酸,患者术后第 2 日,遂于 2018/9/6 入手术室行开胸探查。并给予相应血管活性药物,辅助呼吸等治疗。

二、康复治疗过程

(一)术前康复评估

1. 术前康复评估内容(CCU)(见表 9-5-1)

2. 术前评估结果分析

①吸烟是冠心病的一个明确的危险因素,同时也是一种慢性高复发性疾病,有研究证实,20 年随访中,CABG 后戒烟降低死亡率和二次血管成形分别为 41%和 30%,无措施硬性戒烟使得戒烟成功率降低,且出现明显戒断综合征,故需要得到专业的医务人员的指导;②高血压主要损伤靶器官是心、脑、肾,是心脑血管疾病的常见原因,控制血压达标,教育患者进行自我血压管理意义重大。

表 9-5-1 术前评估表

评估项目	评估内容	结果
入院时一般情况评估	身高:178cm;体重:76kg;腰围:85cm;臀围:97cm;关节活动度评估	BMI:23.98kg/m²;WHR:0.87 关节活动度正常
危险因素	吸烟、高血压、饮酒	
体适能评估、握力 吸气肌肌力、肺功能	病情较重,不适合评估	
心理精神状况评估	PHQ 评分:1 分 GAD 评分:2 分	正常
睡眠评估	简易睡眠评估问卷	良好
饮食状况	营养状况评估问卷	良好

3. 术前康复评估意义

了解患者术前身体活动状况及危险因素,为术后康复制订计划提供方向。

4.术前康复训练

简短进行戒烟宣教及血压与冠心病的关系。

(二)术后康复

1. 第一阶段(2018.09.12–2018.09.19)(ICU)

(1)康复评估:意识:昏迷→嗜睡,间断癫痫小发作。神经科查体:四肢无自主活动,刺激后右肢体有躲避反应,四肢腱反射低,肌张力普遍偏低,双巴氏征及 Rosselinmo 征等病理反射均阴性。头 CT 示:①右颞顶交界区斑片状稍低密度影;②双侧大脑皮层弥漫性肿胀。生命体征:血压:109~124/62~70mmHg;心率:90~100 次/分;SPO₂:96%~100%;呼吸:17~23 次/分,心律:窦性心律,正常,呼吸辅助装置,无胸腔、心包引流管以及备用临时起搏器。合并肺感染。用药情况:阿司匹林、去甲肾上腺素 15 mL/h ,多巴胺 3 ml/h,甘露醇,8 小时一次,呋塞米 20mg 静脉注射,盐酸纳洛酮 10mL/h,还原型谷胱甘肽,美平,特治星,脂溶性维生素,多种微量元素等药物抗感染、强心、补液维持外周灌注、脱水降颅压、维持脑灌注、降低氧耗等脑保护治疗方法。

(2)康复评估内容分析:患者意识不清,四肢无自主活动,不能配合主动康复运动,同时合并肺部感染,长期卧床增加深静脉血栓风险及关节挛缩等并发症,建议被动运动,勤翻身等。

(3)康复目标:避免深静脉血栓及褥疮,防止关节僵硬,保持韧带张力,促进苏醒。

（4）康复内容：四肢关节被动活动及声音刺激，每日 2 次，每次 15~20 分钟。

（5）康复效果：在药物、护理基础上，加上被动康复运动，未出现静脉血栓及跟腱挛缩等并发症。

2. 第二阶段（2018.09.20–2018.10. 15）（外科普通病房）

（1）康复评估：意识：清楚。生命体征平稳；血压：105~110/60~80mmHg；心率：80~95 次/分；SPO$_2$：100%；呼吸：17~20 次/分；心律：窦性心律，正常，无呼吸辅助装置，无胸腔、心包引流管，无临时起搏器。四肢肌力下降，上肢Ⅲ级，下肢肌力Ⅱ+级。

（2）康复评估结果分析：患者意识清楚，可配合主动康复运动，四肢肌力下降，考虑神经损伤及失用性肌力下降。

（3）康复目标：防止肌肉萎缩，恢复肌肉力量，吞咽功能恢复，上肢精细动作恢复。

（4）康复内容：床上四肢主动运动→床旁坐位训练，耐力训练，功率自行车（卧式）双下肢训练 20 分钟/天，床旁功率车下肢抗阻训练 15 分钟/天，腰背部肌肉训练（桥式训练）→床旁站立，提踵训练，吞咽功能训练→床旁步行训练→室内步行训练。

（5）康复效果：患者四肢肌力得到恢复（上肢肌力Ⅳ+，下肢肌力Ⅳ），可握笔写字，喝水无呛咳，言语正常，可独立步行。

（三）出院前宣教及康复指导

1. 出院前指导

进行六分钟步行试验。

2. 康复运动指导

建议出院后以步行为主，运动速度：2km/h，每次 10~15 分钟，每日 2 次，1 个月后门诊复查调整运动处方。

（四）病例分析

此患者在体外循环下进行搭桥及大血管手术，术后出血不止，生命体征难以维持，经历两次开胸探查手术，手术持续时间较长，不除外脑灌注不足及脑栓塞，导致神经功能障碍，通过药物及辅助装置的联合应用，促进脑神经的恢复，同时经过早期的神经康复，患者四肢肌力及精细动作逐步恢复。

附录 1

六分钟步行试验报告及运动处方

患者信息
姓名_____ 性别____ 年龄____ 身高____cm 体重_____kg BMI_____
临床诊断：_____
外伤或其他影响运动的身体异常：□无　□有：_____
服用 β 受体阻滞剂或神经系统抑制类药物：□无　□有：_____

检查 终止 原因	□顺利完成测试　□心律失常　□血压高度上升（1 分钟内上升 20mmHg）□胸痛 □虚汗　□面色苍白　□患者自觉呼吸困难　□血氧饱和度<90%　□患者要求停止 □Brog≥17　□下肢痉挛　□步履蹒跚　□监控设备接触不良 □运动引起缺血性 ST 段下降 1mm 以上 □急促呼吸（>30 次/分），过度憋气（RPE>15）□运动引起心律失常的恶化（室性 期前收缩：PVC >10 次/分）　□其他

试验结果：			
安静时心率	次/分	安静时血压	mmHg
最高心率	次/分	最高血压	mmHg
1 分钟心率	次/分	1 分钟血压	mmHg
3 分钟血压	mmHg	Borg 指数	
预计步行距离	m	□是（□否）需要工具或人员辅助步行	
实测步行距离	m	达预计值	%
实测步数	步	测试中休息时间	次 /　分
最高代谢当量	METs	达预计值	%
最大耗氧量	ml/kg/min	达预计值	%
VE/VCO$_2$		最大 VO$_2$/HR	
心电图变化：		运动状态下肺功能：	

握力

左：①___kg　②___kg　　　　右：①___kg　②___kg

运动处方

目标心率：	次/分		
运动中需要 心电监护	□否 □是（建议您到心脏康复专业机构进行运动训练）		
运动负荷	METs		
有氧运动	步行	km/h　　　次/周	分钟/次
抗阻运动	□不可　□可以：	次/周	分钟/次
柔韧性运动	□不可　□可以：	次/周	分钟/次

操作者：　　　　　　　　　　　　　　日期：　　年　　月　　日

备注：六分钟步行距离预计值
　　　男：7.57×身高（厘米）−5.02×年龄−1.76×体重（千克）−309
　　　女：2.11×身高−5.78×年龄−2.29×体重+667

附录 2

Borg 疲劳程度评分

姓名_____ 性别：_____年龄：_____ 编号：_____ 病案号：_____

参考分值	评价	评分
0	无	
7		
8	极轻	
9		
10	很轻	
11		
12	轻	
13		
14	有点重	
15		
16	重	
17		
18	很重	
19		
20	极重	

评估日期：____年____月____日　　　　　评估者：

附录3

<h1 style="text-align:center">心理状态评估表</h1>

姓名_____性别：____年龄：_____编号：_____病案号：_____

PHQ评估量表	完全不会	几天	一半以上的天数	几乎每天
1. 做事时提不起劲或没有兴趣	0	1	2	3
2. 感到心情低落、沮丧或绝望	0	1	2	3
3. 入睡困难、睡不安或睡眠或多	0	1	2	3
4. 感觉疲倦或没有活力	0	1	2	3
5. 食欲不振或吃太多	0	1	2	3
6. 觉得自己很糟–或觉得自己很失败，或让自己或家人失望	0	1	2	3
7. 对事物专注有困难，例如阅读报纸或看电视时	0	1	2	3
8. 动作或说话速度缓慢到别人已经觉察或正好相反–烦躁或坐立不安、动来动去的情况更胜于平常	0	1	2	3
9. 有不如死掉或用某种方式伤害自己的念头	0	1	2	3

GAD评估量表	完全不会	几天	一半以上的天数	几乎每天
1. 感觉紧张，焦虑或急切	0	1	2	3
2. 不能够停止或控制担忧	0	1	2	3
3. 对各种各样的事情担忧过多	0	1	2	3
4. 很难放松下来	0	1	2	3
5. 由于不安而无法静坐	0	1	2	3
6. 变得容易烦恼或急躁	0	1	2	3
7. 感到害怕，似乎将有可怕的事情发生	0	1	2	3

结果评价：

PHQ评估____分

□正常0~4分 □轻度患者5~9分 □中度患者10~19分 □重度患者□20分

GAD评估____分

□正常0~4分 □轻度患者5~9分 □中度患者10~19分 □重度患者□20分

附录 4

A 型性格自我检测表

姓名＿＿＿＿＿ 性别：＿＿＿ 年龄：＿＿＿＿＿ 病案号：＿＿＿＿＿ 编号：＿＿＿＿＿

问题	经常	偶尔	否
不管怎样总是很忙	2	1	0
总在赶时间	2	1	0
易于专注眼前事情	2	1	0
对情绪变化调整能力差	2	1	0
很难彻底放弃	2	1	0
对工作自信满满	2	1	0
容易紧张	2	1	0
烦躁易怒	2	1	0
细致入微，面面俱到	2	1	0
争强好胜	2	1	0
性情急躁	2	1	0
进取心强	2	1	0

评估日期：＿＿＿年＿＿＿月＿＿＿日   评估者：

附录 5

SF-36 生活质量评估量表

姓名_____ 性别：____年龄：_____ 病案号：_____ 编号：_____

---

1. 总体来讲,您的健康状况是：
①非常好 ②很好 ③好 ④一般 ⑤差
2. 跟 1 年以前比您觉得自己的健康状况是：
①比 1 年前好多了 ②比 1 年前好一些 ③跟 1 年前差不多 ④比 1 年前差一些 ⑤比 1 年前差多了
健康和日常活动
3. 以下这些问题都和日常活动有关。请您想一想,您的健康状况是否限制了这些活动？如果有限制,程度如何？
(1)重体力活动。如跑步举重、参加剧烈运动等：
①限制很大 ②有些限制 ③毫无限制
(2)适度的活动。如移动一张桌子、扫地、打太极拳、做简单体操等：
①限制很大 ②有些限制 ③毫无限制
(3)手提日用品。如买菜、购物等：
①限制很大 ②有些限制 ③毫无限制
(4)上几层楼梯：
①限制很大 ②有些限制 ③毫无限制
(5)上一层楼梯：
①限制很大 ②有些限制 ③毫无限制
(6)弯腰、屈膝、下蹲：
①限制很大 ②有些限制 ③毫无限制
(7)步行 1500 m 以上的路程：
①限制很大 ②有些限制 ③毫无限制
(8)步行 1000 m 的路程：
①限制很大 ②有些限制 ③毫无限制
(9)步行 100 m 的路程：
①限制很大 ②有些限制 ③毫无限制
(10)自己洗澡、穿衣：
①限制很大 ②有些限制 ③毫无限制
4. 在过去 4 个星期里,您的工作和日常活动有无因为身体健康的原因而出现以下这些问题？
(1)减少了工作或其他活动时间：
①是 ②不是
(权重或得分依次为 1,2;下同)
(2)本来想要做的事情只能完成一部分：
①是 ②不是
(3)想要干的工作或活动种类受到限制：
①是 ②不是
(4)完成工作或其他活动困难增多(比如需要额外的努力)：
①是 ②不是
5. 在过去 4 个星期里,您的工作和日常活动有无因为情绪的原因(如压抑或忧虑)而出现以下这些问题？

（待续）

SF-36 生活质量评估量表 （续）

(1)减少了工作或活动时间：
①是 ②不是
(2)本来想要做的事情只能完成一部分：
①是 ②不是
(3)干事情不如平时仔细：
①是 ②不是

6. 在过去 4 个星期里,您的健康或情绪不好在多大程度上影响了您与家人、朋友、邻居或集体的正常社会交往?
①完全没有影响 ②有一点影响 ③中等影响 ④影响很大 ⑤影响非常大

7. 在过去 4 个星期里,您有身体疼痛吗?
①完全没有疼痛 ②有一点疼痛 ③中等疼痛 ④严重疼痛 ⑤很严重疼痛

8. 在过去 4 个星期里,您的身体疼痛影响了您的工作和家务吗?
①完全没有影响 ②有一点影响 ③中等影响 ④影响很大 ⑤影响非常大
您的感觉

9. 以下这些问题是关于过去 1 个月里您自己的感觉,对每一条问题所说的事情,您的情况是什么样的?
(1)您觉得生活充实：
①所有的时间 ②大部分时间 ③比较多时间 ④一部分时间 ⑤小部分时间 ⑥没有这种感觉
(2)您是一个敏感的人：
①所有的时间 ②大部分时间 ③比较多时间 ④一部分时间 ⑤小部分时间 ⑥没有这种感觉
(3)您的情绪非常不好,什么事都不能使您高兴起来：
①所有的时间 ②大部分时间 ③比较多时间 ④一部分时间 ⑤小部分时间 ⑥没有这种感觉
(4)您的心里很平静：
①所有的时间 ②大部分时间 ③比较多时间 ④一部分时间 ⑤小部分时间 ⑥没有这种感觉
(5)您做事精力充沛：
①所有的时间 ②大部分时间 ③比较多时间 ④一部分时间 ⑤小部分时间 ⑥没有这种感觉
(6)您的情绪低落：
①所有的时间 ②大部分时间 ③比较多时间 ④一部分时间 ⑤小部分时间 ⑥没有这种感觉
(7)您觉得筋疲力尽：
①所有的时间 ②大部分时间 ③比较多时间 ④一部分时间 ⑤小部分时间 ⑥没有这种感觉
(8)您是个快乐的人：
①所有的时间 ②大部分时间 ③比较多时间 ④一部分时间 ⑤小部分时间 ⑥没有这种感觉
(9)您感觉厌烦：
①所有的时间 ②大部分时间 ③比较多时间 ④一部分时间 ⑤小部分时间 ⑥没有这

（待续）

SF-36 生活质量评估量表 （续）

种感觉

10.不健康影响了您的社会活动(如走亲访友)：

①所有的时间　②大部分时间　比较多时间　④一部分时间　⑤小部分时间　⑥没有这
种感觉

总体健康情况

11.请看下列每一条问题,哪一种答案最符合您的情况?

(1)我好像比别人容易生病：

①绝对正确　②大部分正确　③不能肯定　④大部分错误　⑤绝对错误`

(2)我跟周围人一样健康：

①绝对正确　②大部分正确　③不能肯定　④大部分错误　⑤绝对错误

(3)我认为我的健康状况在变坏：

①绝对正确　②大部分正确　③不能肯定　④大部分错误　⑤绝对错误

(4)我的健康状况非常好：

①绝对正确　②大部分正确　③不能肯定　④大部分错误　⑤绝对错误

评估日期：＿＿年＿＿月＿＿日　　　　　　　评估者：

附录6

简易智能精神状态量表（MMSE）

姓名＿＿＿＿＿＿ 性别：＿＿＿＿ 年龄：＿＿＿＿＿ 病案号：＿＿＿＿＿＿ 编号：＿＿＿＿＿＿

定向力 （10分）	1. 今年是哪一年	1	0
	现在是什么季节？	1	0
	现在是几月份？	1	0
	今天是几号？	1	0
	今天是星期几？	1	0
	2. 你住在哪个省？	1	0
	你住在哪个县（区）？	1	0
	你住在哪个乡（街道）？	1	0
记忆力 （3分）	咱们现在在哪个医院？	1	0
	咱们现在在几楼？	1	0
	3. 告诉你三种东西，我说完后，请你重复一遍并记住，待会还会问你（各1分，共3分）		
	皮球	1	0
	国旗	1	0
	树木	1	0
注意力和计算力（5分）	4. 100−7=? 连续减5次（93、86、79、72、65。各1分，共5分。若错了，但下一个答案正确，只记一次错误）		
	−7	1	0
	−7	1	0
	−7	1	0
	−7	1	0
	−7	1	0
回忆能力（3分）	5. 现在请你说出我刚才告诉你让你记住的那些东西？		
	皮球	1	0
	国旗	1	0
	树木	1	0

（待续）

简易智能精神状态量表(MMSE)（续）

语言能力 (9分)	6.命名能力	出示手表,问这个是什么东西?	1	0
		出示钢笔,问这个是什么东西?	1	0
	7.复述能力	我现在说一句话,请跟我清楚的重复一遍 (四十四只石狮子)	1	0
	8.阅读能力	(闭上你的眼睛)请你念念这句话,并按其 意思去做!	1	0
	9.三步命令 我给您一张纸请 您按我说的去做。	用右手拿着这张纸	1	0
		用两只手将它对折起来	1	0
		放在您的左腿上	1	0
	10.书写能力	要求受试者自己写一句完整的句子	1	0
	11.结构能力	(出示图案)请你照上面图案画下来!	1	0

评估日期:___年___月___日   评估者:

附录7

匹兹堡睡眠质量指数量表

姓名_____ 性别：____ 年龄：_____ 病案号：_____ 编号：_____

指导语：下面一些问题是关于您最近1个月的睡眠状况，请选择或填写与您近1个月实际情况的最符合的答案。请回答下列问题：

1.近1个月，晚上上床睡觉通常是_____点钟
2.近1个月，从上床到入睡通常需要_____分钟
3.近1个月，早上通常起床时间_____点钟
4.近1个月，每夜通常实际睡眠时间_____小时(不等于卧床时间)
5.近一个月，您有没有因下列情况而影响睡眠，请从①②③④四项中选一项，在下面划"√"：
a.入睡困难(30分钟内不能入睡)　①无　②不足1次/周　③1-2次/周　④3次或以上/周
b.夜间易醒或早醒　①无　②不足1次/周　③1-2次/周　④3次或以上/周
c.夜间去厕所　①无　②不足1次/周　③1-2次/周　④3次或以上/周
d.呼吸不畅　①无　②不足1次/周　③1-2次/周　④3次或以上/周
e.大声咳嗽或鼾声高　①无　②不足1次/周　③1-2次/周　④3次或以上/周
f.感觉冷　①无　②不足1次/周　③1-2次/周　④3次或以上/周
g.感觉热　①无　②不足1次/周　③1-2次/周　④3次或以上/周
i.疼痛不适　①无　②不足1次/周　③1-2次/周　④3次或以上/周
j.其他影响睡眠的事情(请写明)_____ ①无　②不足1次/周　③1-2次/周　④3次或以上/周
6.近1个月您的睡眠质量　①很好　②较好　③较差　④很差
7. 近1个月您是否经常使用催眠药物才能入睡 ①无　②不足1次/周　③1-2次/周　④3次或以上/周
8. 近1个月您是否常感到困倦　①无　②不足1次/周　③1-2次/周　④3次或以上/周
9. 近1个月您做事的是否精力不足　①没有　②偶尔有　③有时有　④经常有

评估日期：____年____月____日　　　　　　　评估者：

附录8

微型营养评估(MNA)记录表

姓名_____ 性别:_____ 年龄:_____ 病案号:_____ 编号:_____

1 营养筛检	
1. 既往3个月内是否由于食欲下降、消化问题、咀嚼或吞咽困难而摄食减少? 0=食欲完全丧失 1=食欲中等度下降 2=食欲正常	
2. 近3个月内体重下降情况 0=大于 3kg 1=1~3kg 2=无体重下降 3=不知道	
3. 活动能力 0=需卧床或长期坐着 1=能不依赖床或椅子,但不能外出 2=能独立外出	
4. 既往3个月内有无重大心理变化或急性疾病? 0=有 1=无	
5. 神经心理问题 0=严重智力减退或抑郁 1=轻度智力减退 2=无问题	
6. 身体质量指数 BMI(kg / m2):体重(kg)/身高(m)2 0=小于 19 1 = 19~小于 21 2=21~小于 23 3=大于或等于 23	
筛检分数(小计满分 14): >12 表示正常(无营养不良危险性),无须以下评价 　　　　　　　　　　<11 提示可能营养不良,请继续以下评价	
一般评估	
7. 独立生活(无护理或不住院)? 0=否 1=是	
8. 每日应用处方药超过三种? 0=是 1=否	
9. 褥疮或皮肤溃疡? 0=是 1=否	
10. 每日可以吃几餐完整的餐食? 0=1 餐 1=2 餐 2=3 餐	

(待续)

微型营养评估(MNA)记录表 （续）

一般评估	
11. 蛋白质摄入情况: * 每日至少一份奶制品? A)是 B)否 * 每周二次或以上蛋类? A)是 B)否 * 每日肉、鱼或家禽? A)是 B)否 　0 = 0 或 1 个"是" 　0.5= 2 个"是" 　1.0= 3 个"是"	
12. 每日食用两份或两份以上蔬菜或水果? 　0=否　　　1=是	
13. 每日饮水量(水、果汁、咖啡、茶、奶等): 　0 = 小于 3 杯 　0.5= 3~5 杯 　1.0= 大于 5 杯	
14. 进食能力: 　0=无法独立进食 　1=独立进食稍有困难 　2=完全独立进食	
15. 自我评定营养状况: 　0= 营养不良 　1= 不能确定 　2= 营养良好	
16. 与同龄人相比,你如何评价自己的健康状况? 　0.0= 不太好 　0.5= 不知道 　1.0= 好 　2.0= 较好	
17. 中臂围(cm): 　0.0= 小于 21 　0.5= 21~22 　1.0= 大于等于 22	
18. 腓肠肌围(cm): 　0= 小于 31 　1= 大于等于 31	
一般评估分数(小计满分 16): 营养筛检分数(小计满分 14): MNA 总分(量表总分 30):	

评估日期:____年____月____日　　　　　　　　评估者:

附录 9

尼古丁依赖量表

姓名_____ 性别：____年龄：_____ 病案号：_____ 编号：_____

问题	答案	分值	备注
1.早晨您醒来后多长时间吸第一支烟？	□5 分钟内	3	
	□6–30 分钟内	2	
	□60 分钟内	1	
	□否	0	
2. 您是否在许多的禁烟场所很难控制吸烟的冲动？	□是	1	
	□否	0	
3.您最不愿放弃哪一支烟？	□早晨第一支烟	1	
	□其他	0	
4.您每天吸多少支烟？	□10 支或以下	0	
	□11–20 支	1	
	□21–30 支	2	
	□31 支或更多	3	
5.您卧病在床时仍然吸烟吗？	□是	1	
	□否	0	
6. 您早上醒来后第一个小时是否比其他时间吸烟多？	□是	1	
	□否	0	
7. 吸烟史？	□有　　　年		
	□无		
8.被动吸烟环境？	□是		
	□否		
9.吸烟原因？	□想吸		
	□被动吸		
10.是否曾有戒烟史？	□是　　时间：		电话：
	□否		

分值：_____

参考值:0~10,分值代表依赖水平。

0~2分:极低:3~4分低;5 中等;6~7 分;高;8~10 分极高;FTND≥6 时,被认为是区分尼古丁高度依赖的标准。

附录10

心外科患者术前康复训练记录单

姓名：_____　性别：_____　年龄：_____　病案号：_____　编号：_____

时间	训练前生命体征	呼吸训练器	呼吸方式训练	膈肌起搏器	其他有氧训练	训练后生命体征 训练后第 ___ min	Borg 指数	签字
___月___日 □AM □PM	BP ___ / ___ mmHg HR ___ 次/分 呼吸 ___ 次/分 SPO₂ ___ %	□流量式训练器 　___ min，___ 次，___ 球 □激励式肺量计 　___ min，___ ml □抗阻呼吸训练器 　___ cmH₂0　___ min □无	□腹式呼吸 □缩唇式呼吸 □哈式呼吸 合计 ___ min □无	□使用 □未使用	方式 强度 时间	BP ___ / ___ mmHg HR ___ 次/分 呼吸 ___ 次/分 SPO₂ ___ %		
___月___日 □AM □PM	BP ___ / ___ mmHg HR ___ 次/分 呼吸 ___ 次/分 SPO₂ ___ %	□流量式训练器 　___ min，___ 次，___ 球 □激励式肺量计 　___ min，___ ml □抗阻呼吸训练器 　___ cmH₂0　___ min □无	□腹式呼吸 □缩唇式呼吸 □哈式呼吸 合计 ___ min □无	□使用 □未使用	方式 强度 时间	BP ___ / ___ mmHg HR ___ 次/分 呼吸 ___ 次/分 SPO₂ ___ %		
___月___日 □AM □PM	BP ___ / ___ mmHg HR ___ 次/分 呼吸 ___ 次/分 SPO₂ ___ %	□流量式训练器 　___ min，___ 次，___ 球 □激励式肺量计 　___ min，___ ml □抗阻呼吸训练器 　___ cmH₂0　___ min □无	□腹式呼吸 □缩唇式呼吸 □哈式呼吸 合计 ___ min □无	□使用 □未使用	方式 强度 时间	BP ___ / ___ mmHg HR ___ 次/分 呼吸 ___ 次/分 SPO₂ ___ %		

附录 11

外科康复训练记录单

病案号	姓名	性别	年龄	主诉		手术时间
术前 ADL	□独立步行 □需要辅助（ ） □不能步行 可能步行距离:（ ）层 住所: □楼梯 □电梯 职业:			危险因素: □高血压 □高血脂 □糖尿病 □吸烟 □运动不足		入院前身高（ ）cm 体重（ ）kg BMI:
饮食习惯				诊断		
手术名称				气管插管拔管时间		
既往史						
造影情况						
心脏超声				射血分数（EF）		
胸部 X 片						
血液化验						
治疗时间	药物	治疗前评估 意识: 胸引: 疼痛: 其他:	血压 心率 SpO₂ 呼吸频率 心电图			Borg 评分	备注
治疗时间	药物	治疗前评估 意识: 胸引: 疼痛: 其他:	血压 心率 SpO₂ 呼吸频率 心电图			Borg 评分	备注

附录 12

MRC 分级法

级别	英文简写	特征
5	N	能对抗与正常相应肌肉相同的阻力,且能做全范围的活动
5⁻	N⁻	能对抗与 5 级相同的阻力,但活动范围在 50%~100%之间
4⁺	G⁺	在活动的初、中期能对抗的阻力与 4 级相同,但在末期能对抗 5 级阻力
4	G	能对抗阻力,且能完成全范围的活动,但阻力达不到 5 级水平
4⁻	G⁻	能对抗的阻力与 4 级同,但活动范围在 50%~100%之间
3⁺	F⁺	情况与 3 级相仿,但在运动末期能对抗一定的阻力
3	F	能对抗重力运动,且能完成全范围的活动,但不能对抗任何阻力
3⁻	F⁻	能对抗重力运动,但活动范围在 50%~100%之间
2⁺	P⁺	能对抗重力运动,但运动范围小于 50%
2	P	不能抗重力,但在消除重力影响后能做全范围运动
2⁻	P⁻	消除重力影响时能活动,但活动范围在 50%~100%之间
1	T	触诊能发现有肌肉收缩,但不引起任何关节运动
0	Z	无任何肌肉收缩

附录 13

RASS 镇静程度评估表

+4	有攻击性	有暴力行为
+3	非常躁动	试着拔出呼吸管,胃管或静脉点滴
+2	躁动焦虑	身体激烈移动,无法配合呼吸机
+1	不安焦虑	焦虑紧张但身体只有轻微的移动
0	清醒平静	清醒自然状态
−1	昏昏欲睡	没有完全清醒,但可保持清醒超过 10 s
−2	轻度镇静	无法维持清醒超过 10 s
−3	中度镇静	对声音有反应
−4	重度镇静	对身体刺激有反应
−5	昏迷	对声音及身体刺激都无反应

附录 14

格拉斯哥昏迷量表(GCS)

检查项目	患者反应	评　分
睁眼反应	任何刺激不睁眼 疼痛刺激时睁眼 语言刺激时睁眼 自己睁眼	1□ 2□ 3□ 4□
言语反应	无语言 难以理解 能理解,不连贯 对话含糊 正常	1□ 2□ 3□ 4□ 5□
运动反应	对任何疼痛无运动反应 痛刺激时有伸展反应 痛刺激时有屈曲反应 痛刺激有逃避反应 痛刺激时能拨开医生的手 正常(执行指令)	1□ 2□ 3□ 4□ 5□ 6□
评分时间	评分分数	

附录 15

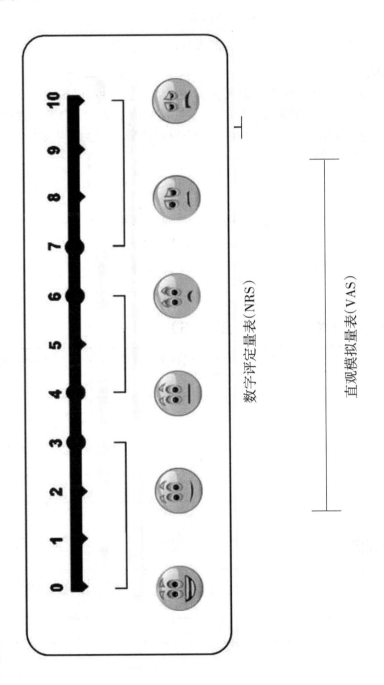

附录 16

出院随访档案

姓名_____性别：____年龄：_____病案号：_____编号：_____

出院主要诊断：

□冠心病 □不稳定性心绞痛 □心脏瓣膜病（   ）□急性心肌梗死 □陈旧心梗 □PCI 术后 □心脏瓣膜病术后（   ）□心功能不全（   ）级 □高血压（   ）级 □2 型糖尿病 □高脂血症 □肺动脉瓣狭窄 □大血管手术（   ）□主动脉硬化 □主动脉高压 其他：

目前用药情况：

□阿司匹林肠溶片 □氯比格雷 □替格瑞洛 □他汀类降脂药（   ）
□ACEI 类 □ARB 类 □钙离子拮抗剂 □β 受体阻滞剂（   ）
□强心药（   ）□利尿剂（   ）
□胰岛素 □降糖药（   ）□其他_____

CABG 手术记录（手术时间   年   月   日）

桥血管	近端吻合	远端吻合	吻合部位病变	靶血管弥漫狭窄	口径	流量	搏动指数

冠状动脉介入记录

病变血管	病变程度	介入情况	介入日期	拟介入时间
左主干				
前降支				
回旋支				
右冠				
其他				

附录 17

出院运动处方

根据出院各项评定,运动处方制定如下,请依照执行。

□居家运动

运动类型:(运动强度:　　　m/h)

运动频率:　　　次/周　运动时间:　　　分钟/次

目标心率:　　　次/分钟

具体方法:运动前热身运动 5~10min,注意运动中和运动后水分的补充。热身运动与整理运动,以肌肉的伸展和关节的活动为主,也可以采用慢走的方式。

运动过程每次:　　　组,每组时间:　　　min

每组间隔时间:5~10min,间隔时间内休息并适量补充水分,也可进行腹式呼吸等放松调整。

□康复中心

运动类型:

1. 有氧训练:□功率车　□跑步机　□椭圆机

运动强度:瓦或千米/小时运动频率:　　　次/周

运动时间:分钟/次目标心率:　　　次/分钟

2. 抗阻训练:□腹肌训练　□髋外展肌训练　□股四头肌训练　□其他(　　　)

运动强度:　　　kg　　　　　　　运动频率:　　　次/周

运动时间:　　　分钟/次　　　(目标心率:　　　次/分钟)

具体方法:运动前热身运动 5~10min,注意运动中和运动后水分的补充。热身运动与整理运动,以肌肉的伸展和关节的活动为主,也可以采用慢走的方式。

运动过程每次:　　　组,每组时间:　　　min

每组间隔时间:5~10min,间隔时间内休息并适量补充水分,也可进行腹式呼吸等放松调整。

运动注意事项:

1. 注意只在感觉身体状况良好的时间里进行运动,避免身体状况不良或睡眠不足的日子。

2. 不要在起床或饭后马上运动,最好在 1~2h 后开始。

3. 注意补充水分,运动前要补充 100mL 水,运动中每 30 分钟要补充一次 50~100mL 水。

4. 注意运动中的身体状况,如果出现呼吸困难、胸痛、头晕、眼花、水肿等症状要立即中止运动,如果休息片刻症状仍无缓解,则需与医生联系或拨打 120 急救电话及时就医。

5. 心脏手术后 3 个月内禁忌做扩胸等影响胸部伤口愈合的动作。

附录 18

有氧运动

运动强度	氧消耗指标			METs指标				
	VO2max	HRmax	Borg指数	青年(20-39)	中年(40-64)	老年(65-79)	超高龄(>80)	Borg指数
非常低	<20	<35	<10	<2.4	<2.0	<1.6	<1.0	<10
低强度	20-39	35-54	10-11	2.4-4.7	2.0-3.9	1.6-3.1	1.1-1.9	10-11
中等强度	40-59	55-69	12-13	4.8-7.1	4.0-5.9	3.2-4.7	2.0-2.9	12-13
高强度	60-84	70-89	14-16	7.2-10.1	6.0-8.4	4.8-6.7	3.0-4.25	14-16
非常高强度	≥85	≥90	1-19	≥10.2	≥8.5	≥6.8	≥4.25	1-19
最大强度	100	100	20	12.0	10.0	8.0	5.0	20

索　引